自疗有方

经络穴位
轻图典

臧俊岐 ◎主编

黑龙江科学技术出版社
HEILONGJIANG SCIENCE AND TECHNOLOGY PRESS

图书在版编目（ＣＩＰ）数据

经络穴位轻图典/臧俊岐主编. --哈尔滨:黑龙江科学技术出版社,2018.4（2022.10重印）
（自疗有方）
ISBN 978-7-5388-9516-2

Ⅰ．①经…　Ⅱ．①臧…　Ⅲ．①经络－图解②穴位－图解　Ⅳ．①R224.4

中国版本图书馆CIP数据核字(2018)第015774号

经 络 穴 位 轻 图 典
JINGLUO XUEWEI QING TUDIAN

主　　编	臧俊岐
责任编辑	梁祥崇
摄影摄像	深圳市金版文化发展股份有限公司
策划编辑	深圳市金版文化发展股份有限公司
封面设计	深圳市金版文化发展股份有限公司
出　　版	黑龙江科学技术出版社
	地址：哈尔滨市南岗区公安街70-2号　邮编：150007
	电话：（0451）53642106　传真：（0451）53642143
	网址：www.1kcbs.cn
发　　行	全国新华书店
印　　刷	三河市同力彩印有限公司
开　　本	685 mm×920 mm　1/16
印　　张	13
字　　数	120千字
版　　次	2018年4月第1版
印　　次	2022年10月第2次印刷
书　　号	ISBN 978-7-5388-9516-2
定　　价	59.80元

　　经络，意指周身气血运行的通道。每一经络都与脏腑相关联，人体通过这些经络把内外各组织器官联系起来，构成一个整体。

　　在中医穴位中，"四总穴歌"非常有名。"肚腹三里留，腰背委中求，头项寻列缺，面口合谷收"，这四句话分别对应了人体的四个部位、四个穴位，找准这四个穴位进行治疗就可以缓解相应部位的疼痛。然而，大部分人即使听说过这句话，也找不准相应的穴位；至于人们常听到的气海、关元、膻中、百会等穴位，也仅仅是听说而已。它们在养生中的重要作用一般人知之甚少，以致刮痧、艾灸、按摩这些中医的常用理疗手法，也在人们的眼前蒙上了一层神秘的面纱。

　　本书便是针对广大养生爱好者经常为无法准确定位取穴，不知如何对症选穴的问题而编写的。本书内容包括经络穴位简介、临床特效穴位介绍和常见病症的配穴治疗方法。本书详细阐述了人体常用穴位的不同功效和对症治病方法，并列出了每种穴位的多种治疗手段。

　　为了让大家更精确地定位取穴及操作，每个穴位均配有清晰的真人展示图，以保证普通人一学就会，让普通人可以自己动手保健养生。

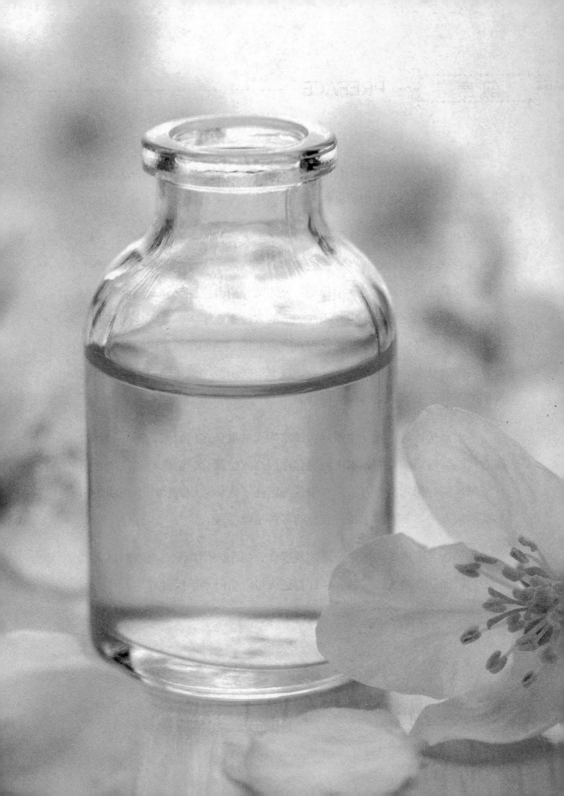

目录 CONTENTS

第 1 章
人体健康密码——穴位

002　简述经络穴位演变史
003　找穴自有窍门——图解4种简便取穴妙法
005　补泻得宜——穴位理疗有依据
007　配穴有方法，疗效更出众
008　十二正经五腧穴——井、荥、输、经、合

第 2 章
"穴"有所用——
图解临床特效穴

010　手太阴肺经穴
011　中府——清肺化痰平咳喘
012　尺泽——清肺泻热补肾脏
013　孔最——气血畅通除痔疮
014　列缺——头项疾病寻列缺
015　太渊——通调血脉补肺虚
016　鱼际——清泻肺热治手痛
016　少商——泻火开窍定神志

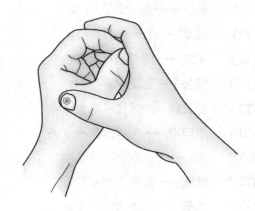

目录 CONTENTS

017　**手阳明大肠经穴**

018　**合谷**——头面疾患合谷收

019　**阳溪**——清热泻火通经络

020　**手三里**——调理肠胃消肿痛

021　**曲池**——清热活络降血压

022　**臂臑**——肩臂疼痛揉臂臑

023　**肩髃**——通经活络利肩臂

024　**迎香**——鼻子健康嗅觉好

025　**足阳明胃经穴**

026　**四白**——明目护眼又养颜

027　**颊车**——祛除胃火治牙痛

028　**承泣**——散风清热治眼疾

028　**地仓**——健脾益胃止流涎

029　**下关**——治疗耳疾疗效好

029　**头维**——头痛如裹找头维

030　**天枢**——腹泻便秘双向调

031　**归来**——男科妇科皆可调

032　**梁丘**——理气和胃通经络

033　**犊鼻**——膝腿病变寻犊鼻

034　**足三里**——常按胜吃老母鸡

035　**上巨虚**——肠胃健康不生病

036　**丰隆**——祛痰化湿降血脂

037　**解溪**——健脾和胃安神志

038　**内庭**——清火解毒治牙痛

039　**足太阴脾经穴**

040　**隐白**——健脾回阳止崩漏

040　**公孙**——调和肝脾促消化

041　**商丘**——肠胃足踝皆可疗

042　**三阴交**——善治妇科功效多

043　**地机**——揉揉按按降血糖

044　**阴陵泉**——调节脾肾利水湿

045　**血海**——调经统血治膝痛

046　**大包**——体倦乏力找大包

047　**手少阴心经穴**

048　**极泉**——平复心律调气血

049　**少海**——去除心火定神志

050　**通里**——清热安神治失语

051　**神门**——宁心安神治失眠

052　**少冲**——醒神开窍解疲劳

053　手太阳小肠经穴

054　少泽——益气通乳治热证

055　后溪——舒筋活络疗效好

056　小海——清热护龈疗臂痛

057　天宗——颈肩病症寻天宗

058　肩中俞——宽胸理气利颈肩

059　颧髎——美容养颜疗面痛

060　听宫——耳部疾患取听宫

061　足太阳膀胱经穴

062　睛明——眼睛干涩揉睛明

062　攒竹——保护视力解疲劳

063　大杼——强健筋骨护颈椎

064　风门——善祛风邪治表证

065　肺俞——调理肺气防肺疾

066　心俞——养心安神补气血

067　膈俞——活血化瘀补气血

068　肝俞——疏肝利胆功效佳

069　胆俞——善治胆病威力强

070　脾俞——益气健脾消化好

071　胃俞——肠胃疾患找胃俞

072　三焦俞——通调三焦利水湿

073　肾俞——强肾护肾有奇功

074　大肠俞——调理肠腑治早泄

075　膀胱俞——通调小便治遗尿

075　八髎——保养肾脏利腰腿

076　委中——舒筋活络治腰背

077　志室——保养肾脏利腰腿

078　承山——小腿抽筋常用它

079　昆仑——舒筋通络疗足痛

080　申脉——补益阳气祛身寒

080　至阴——矫正胎位有奇功

081　足少阴肾经穴

082　涌泉——养生防病万金油

083　太溪——壮阳益肾利腰腿

084　照海——滋阴益肾调三焦

085　复溜——调节肾经消水肿

086　大赫——益肾固精增情趣

086　肓俞——润肠通便止腹痛

087　手厥阴心包经穴

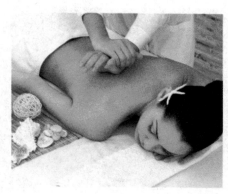

目录 · CONTENTS

088 　曲泽——强化血管护心脑
089 　间使——宽胸解郁治热病
090 　内关——保健心脏治胃病
091 　大陵——安神定志护手腕
092 　劳宫——清热安神解疲劳
092 　中冲——散热降温疗心疾
093 　手少阳三焦经穴
094 　阳池——手足暖炉阳池穴
095 　外关——清火泻热益上肢
096 　支沟——治疗便秘一身轻
097 　肩髎——肩臂疼痛找肩髎
098 　关冲——开窍醒神除烦躁
098 　翳风——头面健康不生病
099 　耳门——耳疾烦恼一扫光
099 　丝竹空——祛风明目止头痛

100 　角孙——头面火热角孙泻
101 　足少阳胆经穴
102 　听会——五官疾患不用愁
103 　阳白——视力疲劳揉阳白
104 　风池——提神醒脑护颈椎
105 　肩井——舒筋活络疗肩痛
106 　日月——疏肝利胆养肠胃
107 　带脉——调经止带祛湿邪
108 　环跳——强健腰膝祛风湿
109 　风市——祛风化湿通经络
110 　膝阳关——呵护膝盖止疼痛
111 　阳陵泉——疏肝利胆健膝踝
112 　悬钟——告别踝关节肿痛
113 　足厥阴肝经穴
114 　行间——疏肝泻火治热病

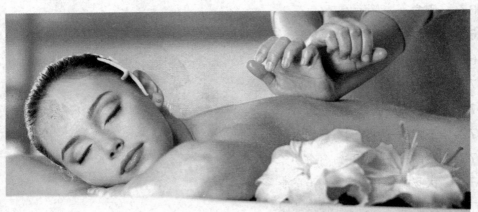

115　太冲——祛除肝火消怒气

116　章门——五脏疾患脾为先

117　期门——养肝排毒功效佳

118　曲泉——通经止带润肌肤

118　阴包——调经止痛畅气机

119　任脉穴

120　中极——利水通淋调经带

121　关元——培元固本疗虚损

122　气海——益气助阳保健康

123　水分——通调水道消水肿

124　中脘——善治腑病胃为先

125　膻中——宽胸理气护心胸

126　神阙——回阳救逆止腹痛

126　建里——健脾和胃疗效佳

127　廉泉——利喉舒舌治咽炎

127　承浆——生津敛液活经络

128　天突——通利气道止咳喘

129　督脉穴

130　长强——脱肛腹泻不用愁

131　腰阳关——强健腰膝调阳气

132　命门——调理生殖温补法

133　至阳——利胆退黄治脊强

134　身柱——宁神镇咳治脊强

135　大椎——振奋阳气疗热病

136　哑门——失语项强皆能疗

136　风府——通关开窍祛风邪

137　神庭——宁神醒脑长智慧

137　人中——小小人中急救强

138　百会——醒脑开窍和阴阳

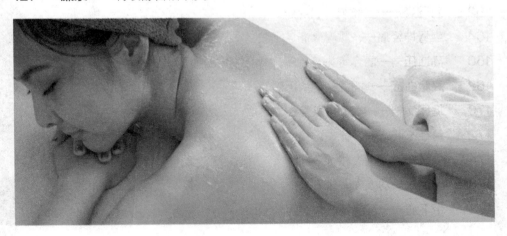

目录 CONTENTS

第 3 章

对症通"穴"保健康

140　感冒——辨证施治祛表邪

142　头痛——胀痛闷痛肢困重

144　咳嗽——咽痒咽痛咳痰出

146　肺炎——高热寒战兼胸痛

148　哮喘——清肺化痰平咳喘

150　呕吐——反胃恶心血压低

152　胃痛——胃脘心窝痛难忍

154　腹胀——排除胀气消化好

156　便秘——排便减少腹胀满

158　腹泻——排便清稀次数多

160　鼻炎——鼻塞流涕嗅觉差

162　肩周炎——上肢难举肩疼痛

164　坐骨神经痛——腰臀疼痛连下肢

166　高血压——面赤身热兼头痛

168　高脂血症——高危疾病病因魁

170　糖尿病——三多一少脏腑伤

172　月经不调——冲任失调经紊乱

174　痛经——气血失和行经痛

176　闭经——功能失调经不来

178　带下病——湿热气血常为因

180　崩漏——下血不止辨缓急

182　子宫脱垂——小腹坠胀腰酸痛

184　乳腺增生——乳房肿块伴疼痛

186　产后缺乳——气血亏虚乳汁少

188　不孕症——生理正常难受孕

190　前列腺炎——尿频尿急尿疼痛

192　膀胱炎——小便灼痛尿频急

194　阳痿——肾阳亏虚勃起难

196　早泄——肾气不固精亏耗

198　遗精——摄精止遗要固涩

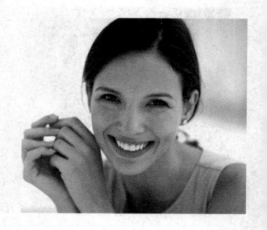

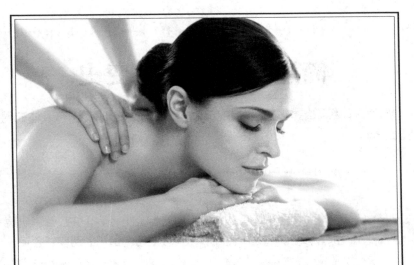

人体健康密码
——穴位

　　《黄帝内经》曰："经脉者，所以能决生死，处百病，调虚实，不可不通。"经络是上天赐予我们的神秘宝藏，而经络上那密密麻麻的穴位则是打开健康之门的"金钥匙"。但是那"深藏不露"的穴位，我们应该怎样找到，怎样找准，怎样操作才合适呢？

简述经络穴位演变史

作为人体组织结构的重要组成部分，经络腧穴形成了遍布人体的网状有机结构。

穴位是中国文化和中医学特有的名词，学名腧穴，指人体脏腑经络气血输注于体表的特定部位。经络以穴位为据点，穴位则以经络为通道。

"腧"与"输"通，或从简做"俞"。"穴"是空隙的意思。"输通"是双向的，从内通向外，反映病痛；从外通向内，接受刺激，防治疾病。从这个意义上说，腧穴又是疾病的反应点和治疗的刺激点。

远在几千年前，我们的祖先就已经使用砭石来砥刺放血，割刺脓疡；或用其热熨、按摩、叩击体表；或在体表某一部位用火烤、烧灼等方法来减轻和消除伤痛。久而久之，我们的祖先逐渐意识到人体的某些特殊部位具有治疗疾病的作用，这就是穴位发现的最初过程。著名医典《黄帝内经》中记载了160个穴位名称。晋代皇甫谧编纂了我国现存的针灸专科开山名作《针灸甲乙经》，对人体340个穴位的名称、别名、位置和主治一一进行了论述。至宋代，王惟一重新厘定穴位，撰著《铜人

腧穴针灸图经》，并且首创研铸专供针灸教学与考试用的两座针灸铜人，其造型之逼真，端刻之精确，令人叹服。可见，很早以前，我国古代医学家就知道依据腧穴治病，并在长期实践过程中形成了腧穴学的完整理论体系。

人体周身约有52个单穴，309个双穴、50个经外奇穴，共约720个穴位。绝大多数穴位所在的位置都是在骨骼的间隙或凹陷里，而且一般处于骨骼间隙的两端和中间，如果不在骨骼的间隙或凹陷里，那么穴位下面必定有较大或较多的血管或体液经过，如手部和腹部。为什么会这样呢？因为血液或体液流通时，容易滞留在这些位置上，从而也就形成了"穴位"这种特殊的现象。所以我们也经常可以读到这样的描述：穴位在骨之间或凹槽处等。

找穴自有窍门——图解 4 种简便取穴妙法

　　穴位是人体脏腑经络气血输注于体表的部位，是疾病的反应点，也是治疗的刺激点。如今，经穴疗法早已融入了人们的生活当中，取穴的正确与否，直接影响理疗的效果，掌握正确的方法是准确取穴的关键。

手指同身寸度量法

　　利用患者本人的手指作为测量的尺度来量取穴位的方法称为手指度量法，又称为"手指同身寸"，这是临床上最常用的取穴找穴方法。

　　"同身寸"中的"寸"并没有具体数值。"同身寸"中的"1寸"在不同的人身体上长短是不同的：较高的人的"1寸"比较矮的人的"1寸"要长，这是由身体比例来决定的。所以，"同身寸"只适用于同一个人身上，不能用自己的手指去测量别人身上的穴位，这样做是找不准穴位的。

拇指同身寸：大拇指横宽为1寸。

中指同身寸：中指中节屈曲，手指内侧两端横纹头之间的距离为1寸。

横指同身寸：又叫"一夫法"，食指、中指、无名指和小指四指并拢，以中指中节横纹处为准，食指、中指、无名指和小指四指指幅横宽为3寸；另外，食指与中指并拢横宽为1.5寸。

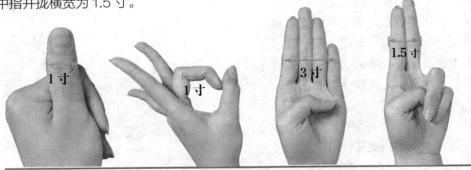

常用同身寸示意图

骨度分寸定位法

　　该法始见于《灵枢·骨度》。它是将人体的各个部位分别规定其折算长度，作为量取腧穴的标准的一种方法。如前后发际间为12寸；两乳间为8寸；胸骨体下缘至脐中为8寸；耳后两乳突（完骨）之间为9寸；肩胛骨内缘至背正中线为3寸；腋前（后）横纹至肘横纹为9寸；肘横纹至腕横纹为12寸；股骨大粗隆（大转子）至膝中为19寸；膝中至外踝尖为16寸；胫骨内侧髁下缘至内踝尖为13寸。

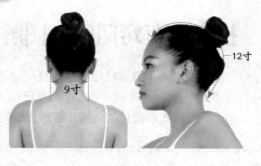

体表标志定位法

　　固定标志：常见判别穴位的标志有眉毛、乳头、指甲、趾甲、脚踝等，如神阙位于腹部脐中央；膻中位于两乳头中间。

　　动作标志：需要做出相应的动作姿势才能显现的标志，如张口取耳屏前凹陷处即为听宫穴。

感知找穴法

　　身体感到异常，用手指压一压、捏一捏、摸一摸，如果有痛、硬结、痒等感觉，或与周围皮肤有温度差，如发凉、发烫，或皮肤出现黑痣、斑点，那么这个地方就是所要找的穴位。感觉疼痛的部位，或者按压时有酸、麻、胀、痛等感觉的部位，可以作为阿是穴治疗。阿是穴一般在病变部位附近，也可在距离病变部位较远的地方。

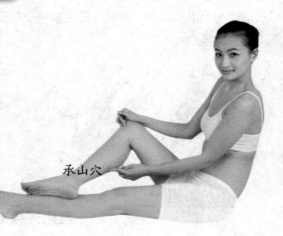

补泻得宜——穴位理疗有依据

补，即补人体正气之不足；泻，即泻邪气之有余。补泻是指在中医理论指导下，医者运用一定的手法，促进某一脏腑功能或抑制某一脏腑功能的疗法。理疗手法有讲究，应随症区分补泻。

"虚实"在中医用语中使用得非常频繁，中医虚实，是指人体抵抗力的强弱和病邪的盛衰，也就是机体内正气与病邪之间斗争的表现。身体虚了当然要适当地"进补"，不少人认为"实"比"虚"好，其实不然，虚指人体的正气不足，抵抗力减弱；实指致病的邪气盛和邪正斗争剧烈。因此，"虚"与"实"都不好，要遵循"虚者补之，实者泻之"的基本法则来确定穴位补泻。

按摩补泻

（1）顺经络循行的方向进行的按摩属于补法，逆经络循行的方向进行的按摩属于泻法。

（2）根据按摩的力度可分为重手法和轻手法。重手法，用力相对较大，属于泻法；轻手法，用力相对较小，属于补法；用力适中则属于平补平泻法。

（3）根据血液流动的方向，按血液从心脏流入流出来判别。按摩方向同心脏流出血液方向相反为补法；按摩方向同心脏流出血液方向相同为泻法。

（4）根据手法的旋转方向。顺时针按摩为补法；逆时针按摩为泻法；顺时针方向和逆时针方向按摩同时进行则属于平补平泻法。

刮痧补泻

刮痧补法

刮痧补法是运板按压力小、速度慢、每一板的刺激时间较长，辅以具有补益及强壮功能的穴、区、带，能使人体正气得以鼓舞，使低下的功能恢复旺盛的一种方法，临床常用于年老、久病、体虚或形体瘦弱之虚证及对疼痛特别敏感的患者。

刮痧泻法

刮痧泻法是运板压力大、板速快、每一板的刺激时间短，能疏泄病邪，使亢进的功能恢复正常的运板法，临床常用于年轻体壮、新病体实、急病等患者。当出现某种功能异常或亢进之征候，如肌肉痉挛、抽搐、神经过敏、疼痛、热证、实证等，以泻法运板刮之，可使之缓解，恢复正常功能。

刮痧平补平泻法

刮痧平补平泻法是补和泻手法结合，按压力适中，速度不快不慢，刮拭时间也介于补法和泻法之间的一种通调经络气血的刮痧运板法，是刮痧临证时最常用的运板法，适用于虚实兼见证的治疗和正常人的保健。

艾灸补泻

艾灸施术手法

艾灸补法主要选用的是艾条雀啄灸、温和灸，以及回旋灸。其主要作用是促进人体生理功能，解除过度抑制，引起正常兴奋。

艾灸泻法则采用的是直接灸、灯火灸这些刺激性较强的方法，使患者产生强烈的温热刺激，使邪气得泻。

施灸材料

选择偏重于补的药物进行隔物灸或敷灸就能起到补的作用。如附子饼隔物灸多用于补虚助阳，治厥逆、阳痿、遗精；隔姜灸，可温经散寒；丁香敷灸，可温中降逆、温肾助阳而治虚寒腹泻、阳痿、阴冷；五倍子敷灸，可固精敛汗而治遗精、遗尿、自汗、盗汗；隔胡椒灸，可温中散寒而治心腹冷痛；等等。

选用偏重于泻的药物进行隔物灸或敷灸就能起到泻的作用。如甘遂敷灸，多用于逐水泻水；隔蒜灸，可解毒、消肿、杀虫而治痈、疽、疖、肿、癣疮；斑蝥敷灸，可攻毒蚀疮、破血散结而治痈疽、咽喉肿痛、瘰疬；毛茛敷灸，可利湿消肿止痛而治鹤膝风、恶疮痈疽、胃痛；威灵仙敷灸，可祛风除湿、通经止痛而治风湿痹痛；板蓝根敷灸，可清热解毒而治腮腺炎；薄荷敷灸，可疏散风热而治流感等。

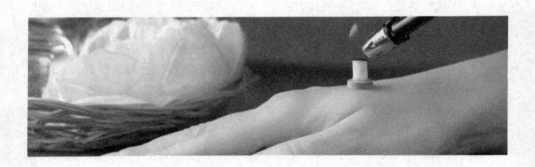

配穴有方法，疗效更出众

使用经穴疗法治疗疾病，若辨证已明确，治法已制定，配穴处方极为关键。配穴，首先要掌握阴阳经脉和其穴的特性，与其他相关穴位的特性，按照一定的配方原则相互配合，使之达到较好的疗效。

配穴是在选穴的基础上，选取两个或两个以上、主治相同或相近、具有协同作用的腧穴加以配伍应用的方法。其目的是加强腧穴的治病作用。配穴是否得当，直接影响治疗效果。

远近配穴

远近配穴法，是近部选穴和远端选穴相配合使用的一种配穴法。配穴的原则是根据病性、病位循经取穴或辨证取穴。远近配穴法实际上包括了近部取穴、远部取穴和辨证取穴三部分，只有把三者有机地配合成方，才能获得良好效果。这种配穴方法，局部选穴多位于头胸腹背的躯干部，远端取穴多位于四肢肘膝以下部位。如《灵枢》中治疗"大肠胀气"，因气上冲胸而见气喘，取穴气海、上巨虚、足三里等。气海穴，是调气消胀的要穴，为局部取穴；上巨虚是大肠

的下合穴，足三里是胃的下合穴，均属于足阳明经，是循经远端取穴。

前后配穴

前后配穴法，前指胸腹，后指腰背，即选取前后部位腧穴配伍成方的配穴方法。临床通常采用腧募配穴法，即取胸腹部的募穴和腰背部的腧穴相配合应用。腧募配穴法的基本原则是"从阳引阴，从阴引阳"。所以在临床上应用时，不一定局限于腧穴、募穴，其他经穴亦可采用。如胃痛，背部取胃仓，腹部取梁门。

表里配穴

表里配穴法，是以脏腑、经脉的阴阳表里关系为配穴依据，即阴经病变，可同时在其相表里的阳经取穴；阳经病变，可同时在其相表里的阴经取穴。

十二正经五腧穴——井、荥、输、经、合

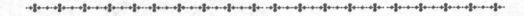

《灵枢》指出："所出为井，所溜为荥，所注为输，所行为经，所入为合。"这是对五腧穴经气流注特点的概括。《难经》还有因时而刺的记载，如"春刺井，夏刺荥，季夏刺俞，秋刺经，冬刺合"。

五腧穴是十二经脉各经分布于肘膝关节以下的五种重要腧穴，即井、荥、输、经、合。脏腑原气经过和留止之处的特定穴，称为原穴，多分布于腕踝关节附近。阴经之原穴与输穴同穴同名，同部位，实为一穴，即所谓"阴经以输出为原"。

阴经井荥输经合

	肺	心	肝	脾	肾	心包
井	少商	少冲	大敦	隐白	涌泉	中冲
荥	鱼际	少府	行间	大都	然谷	劳宫
输	太渊	神门	太冲	太白	太溪	大陵
经	经渠	灵道	中封	商丘	复溜	间使
合	尺泽	少海	曲泉	阴陵泉	阴谷	曲泽

阳经井荥输经合原

	大肠	小肠	胆	胃	膀胱	三焦
井	商阳	少泽	足窍阴	厉兑	至阴	关冲
荥	二间	前谷	侠溪	内庭	足通谷	液门
输	三间	后溪	足临泣	陷谷	束骨	中渚
经	阳溪	阳谷	阳辅	解溪	昆仑	支沟
合	曲池	小海	阳陵泉	足三里	委中	天井
原	合谷	腕骨	丘墟	冲阳	京骨	阳池

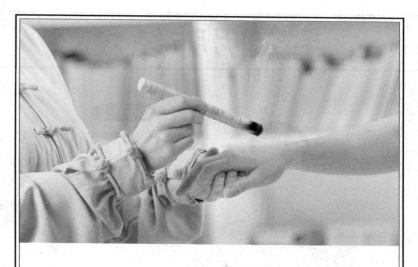

"穴"有所用——
图解临床特效穴

穴位是治疗疾病的刺激点与反应点，刺激穴位可以通经脉、调气血，使阴阳归于平衡，脏腑趋于调和，从而达到祛除病邪的目的。经常对穴位进行按摩、艾灸、刮痧、拔罐等疗法，可以有效地改善人体体质、缓解病痛。本章替您精挑细选了 131 个临床保健、治病的特效穴位，告诉您它们的准确位置、可以防治的病症，以及不同的病症应该选择的最适宜疗法。具体问题，具体分析，结合实际，为亲人、自己和朋友增福添寿。

手太阴肺经穴

循环路线

手太阴肺经起于中焦，向下联络大肠，回过来沿着胃上口穿过膈肌，入属肺，从肺系横行出于胸壁外上方，出腋下，沿上肢内侧前缘下行，过肘窝入寸口上鱼际，直出拇指桡侧端少商穴，其分支从前臂列缺穴处分出，沿掌背侧走向食指桡侧端，经气于商阳穴与手阳明大肠经相接。

云门
中府
天府
侠白
尺泽
孔最
经渠 列缺
鱼际 太渊
少商

对应病症

咳嗽、喘促、胸闷、缺盆处疼痛、心烦、上臂内侧前缘部位疼痛、小便次数增多、尿量减少、小便颜色改变、肩背疼痛、手掌心发热等。

中府 〉清肺化痰平咳喘

老中医临床经验

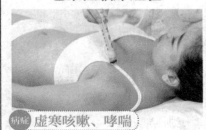

病症 虚寒咳嗽、哮喘

最佳疗法： 艾灸

穴位配方： 中府配肺俞、云门、天府、华盖

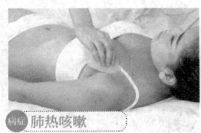

病症 肺热咳嗽

最佳疗法： 刮痧

穴位配方： 中府配复溜、合谷

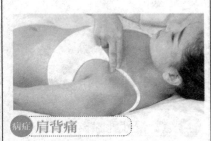

病症 肩背痛

最佳疗法： 按摩或刮痧

穴位配方： 中府配肩井、天宗、肩髃

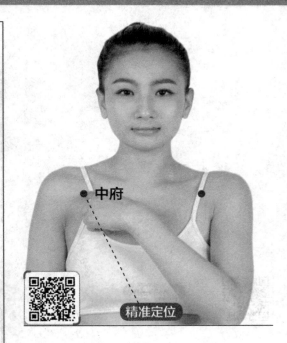

中府

精准定位

中府穴位于胸前壁的外上方，云门下1寸，平第一肋间隙，距前正中线6寸。

功效主治

功效：清泻肺热，止咳平喘；主治：咳嗽、气喘、胸部胀满、胸痛、肩背痛等病症。

经穴疗法

①**艾灸：** 用艾条温和灸中府穴5～20分钟，以患者感觉温热、舒适为宜。

②**刮痧：** 用面刮法刮拭中府穴3～5分钟，以潮红、出痧为度。

③**按摩：** 将食指、中指并拢置于中府穴上，用指腹揉按100下。

尺泽 〉清肺泻热补肾脏

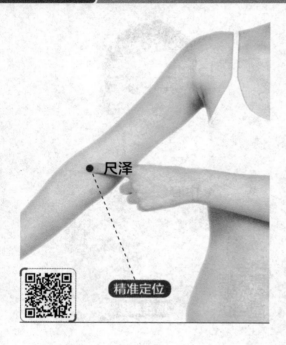

尺泽

精准定位

尺泽穴位于肘横纹中，肱二头肌腱桡侧凹陷处。

功 效 主 治

功效：清肺泻热，止咳平喘；主治：气管炎、咳嗽、咳喘、心烦、上肢痹痛等病症。

经 穴 疗 法

①**刮痧**：用面刮法从上向下刮拭尺泽穴3～5分钟，以潮红、出痧为度。
②**艾灸**：用艾条温和灸尺泽穴5～20分钟，以皮肤温热而无灼痛感为度。
③**按摩**：用拇指指腹揉按尺泽穴100～200下，以局部有酸胀感为宜。

老中医临床经验

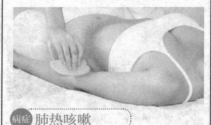

病症 **肺热咳嗽**

最佳疗法：刮痧
穴位配方：尺泽配中府、肺俞

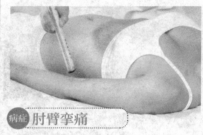

病症 **肘臂挛痛**

最佳疗法：艾灸或按摩
穴位配方：尺泽配曲泽

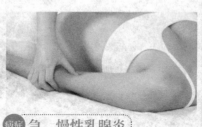

病症 **急、慢性乳腺炎**

最佳疗法：按摩或刮痧
穴位配方：尺泽配膻中、膈俞

孔最 气血畅通除痔疮

老中医临床经验

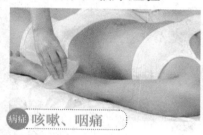

病症 咳嗽、咽痛

最佳疗法： 刮痧或按摩

穴位配方： 孔最配少商、人迎

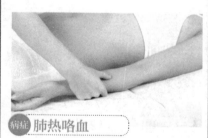

病症 肺热咯血

最佳疗法： 按摩或刮痧

穴位配方： 孔最配鱼际、肺俞

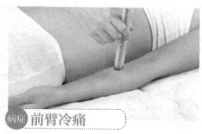

病症 前臂冷痛

最佳疗法： 艾灸

穴位配方： 孔最配列缺、手三里

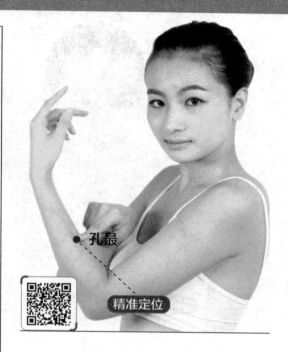

● 孔最

精准定位

孔最穴位于前臂掌面桡侧，尺泽与太渊连线上，腕横纹上 7 寸。

功效主治

功效：清热止血，润肺理气；主治：肺部疾病、前臂酸痛、头痛、痔疮出血等病症。

经穴疗法

①**刮痧：** 用面刮法从上向下刮拭孔最穴3～5分钟，以潮红、出痧为度。

②**按摩：** 用拇指弹拨孔最穴100～200下，以局部有酸胀感为宜。

③**艾灸：** 用艾条温和灸孔最穴5～20分钟，以皮肤温热而无灼痛感为度。

列缺 > 头项疾病寻列缺

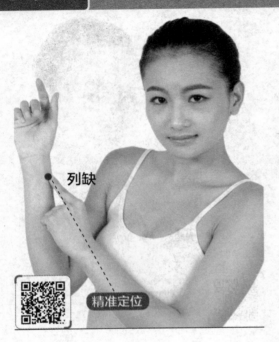

列缺

精准定位

列缺穴位于前臂桡侧缘，桡骨茎突上方，腕横纹上1.5寸。

功 效 主 治

功效：宣肺理气，利咽宽胸，通经活络；
主治：头颈疾患、咳嗽、哮喘等病症。

经 穴 疗 法

①**按摩：**用拇指指腹揉按列缺穴100~200下，以局部有酸胀感为宜。

②**刮痧：**用角刮法从上向下刮拭列缺穴3~5分钟，以出痧为度。

③**艾灸：**用艾条雀啄灸列缺穴5~20分钟，以热感循经传导、气至病所为宜。

老中医临床经验

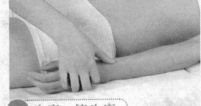

病症 头痛、偏头痛

最佳疗法：按摩或刮痧
穴位配方：列缺配太阳、头维

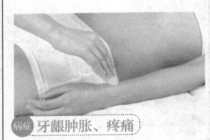

病症 牙龈肿胀、疼痛

最佳疗法：刮痧或按摩
穴位配方：列缺配下关、颊车、合谷

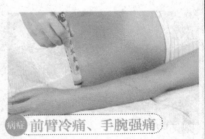

病症 前臂冷痛、手腕强痛

最佳疗法：艾灸
穴位配方：列缺配内关

太渊 > 通调血脉补肺虚

老中医临床经验

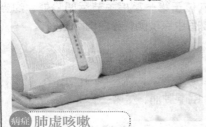

病症 肺虚咳嗽

最佳疗法: 艾灸
穴位配方: 太渊配肺俞、中府

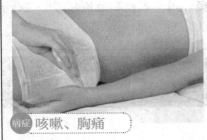

病症 咳嗽、胸痛

最佳疗法: 刮痧
穴位配方: 太渊配孔最、鱼际、肺俞

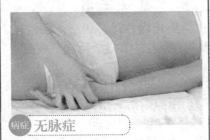

病症 无脉症

最佳疗法: 按摩
穴位配方: 太渊配内关、心俞

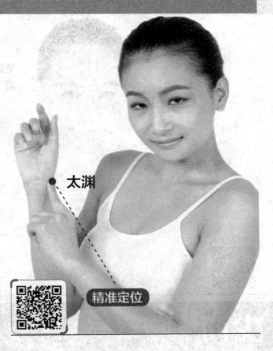

● 太渊

精准定位

太渊穴位于腕掌侧横纹桡侧,桡动脉搏动处。

功 效 主 治

功效:止咳化痰,通调血脉;主治:咳嗽、支气管炎、咯血、胸闷、无脉症等病症。

经 穴 疗 法

①**艾灸:** 用艾条温和灸太渊穴5～20分钟,以皮肤温热而无灼痛感为度。
②**刮痧:** 用角刮法从上向下刮拭太渊穴3～5分钟,以出痧为度。
③**按摩:** 用拇指指端按压太渊穴片刻,然后松开,反复5～10次。

鱼际 〉清泻肺热治手痛

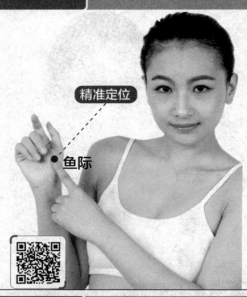

精准定位

● 鱼际

鱼际穴位于第一掌指关节后凹陷处，约当第一掌骨中点桡侧，赤白肉际处。

功 效 主 治

功效：清热泻火，解表宣肺；主治：咳嗽、咯血、咽喉肿痛、发热、手痛等病症。

经 穴 疗 法

①**按摩：**用拇指指尖用力掐揉鱼际穴30下，以局部有酸痛感为宜。
②**艾灸：**用艾条温和灸鱼际穴5～20分钟，以皮肤温热而无灼痛感为度。

少商 〉泻火开窍定神志

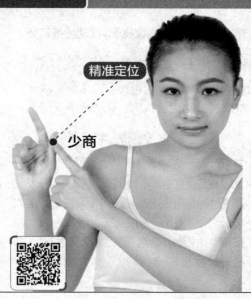

精准定位

● 少商

少商穴位于手拇指末节桡侧，距指甲角0.1寸。

功 效 主 治

功效：清热止痛，开窍利咽；主治：中暑、身热、脑卒中昏迷、咽痛等病症。

经 穴 疗 法

①**按摩：**用拇指指尖用力掐揉少商穴30下，以局部有酸痛感为宜。
②**刮痧：**用角刮法从上向下刮拭少商穴3～5分钟，以潮红为度。

手阳明大肠经穴

循环路线

手阳明大肠经起于商阳穴，经过手背行于上肢前缘，上至肩关节前缘，向后与督脉在大椎穴处相会，再向前下行入缺盆穴，进入胸腔络肺，通过膈肌下行，入属大肠。其分支从锁骨上窝上行，经颈部至面颊，入下齿中，回出颊口两旁，左右交叉于人中，至对侧鼻翼旁，经气于迎香穴处与足阳明胃经相接。

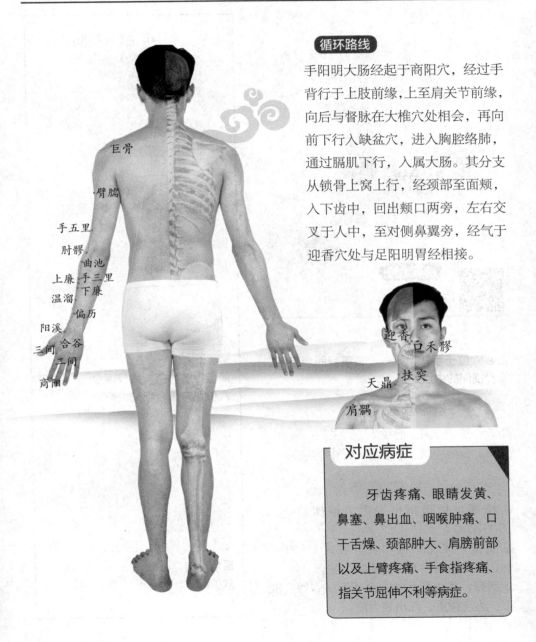

巨骨
臂臑
手五里
肘髎
曲池
上廉 手三里
温溜 下廉
偏历
阳溪
三间 合谷
二间
商阳

迎香
口禾髎
天鼎 扶突
肩髃

对应病症

牙齿疼痛、眼睛发黄、鼻塞、鼻出血、咽喉肿痛、口干舌燥、颈部肿大、肩膀前部以及上臂疼痛、手食指疼痛、指关节屈伸不利等病症。

合谷 头面疾患合谷收

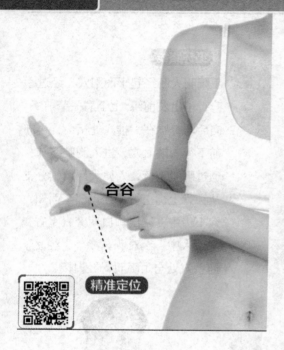

合谷

精准定位

合谷穴位于手背，第一、二掌骨间，当第二掌骨桡侧的中点处。

功 效 主 治

功效：镇静止痛，通经活络；主治：头痛、头晕、目赤肿痛、下牙痛、面肿等病症。

经 穴 疗 法

①**按摩**：用拇指指尖用力掐揉合谷穴100～200下。

②**艾灸**：用艾条温和灸合谷穴5～20分钟，以皮肤温热而无灼痛感为度。

③**刮痧**：用角刮法从上而下刮拭合谷穴30下，力度微重，以出痧为度。

老中医临床经验

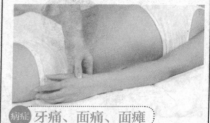

病症 牙痛、面痛、面瘫

最佳疗法：按摩或刮痧
穴位配方：合谷配颊车、迎香

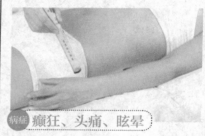

病症 癫狂、头痛、眩晕

最佳疗法：艾灸或按摩
穴位配方：合谷配太冲

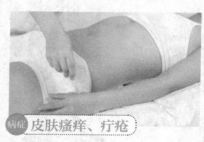

病症 皮肤瘙痒、疔疮

最佳疗法：刮痧
穴位配方：合谷配风池、大椎

阳溪 〉清热泻火通经络

老中医临床经验

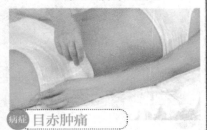

病症 目赤肿痛

最佳疗法： 刮痧或按摩
穴位配方： 阳溪配阳谷

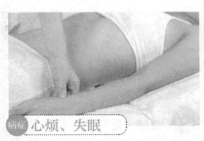

病症 心烦、失眠

最佳疗法： 按摩或刮痧
穴位配方： 阳溪配神门、内关

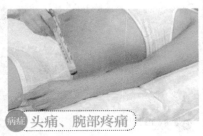

病症 头痛、腕部疼痛

最佳疗法： 艾灸或按摩
穴位配方： 阳溪配列缺

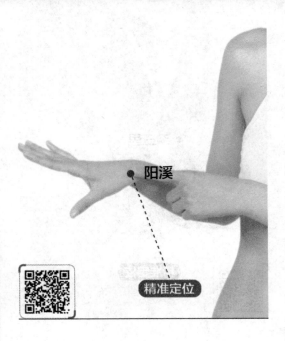

阳溪

精准定位

阳溪穴位于腕背横纹桡侧，当拇短伸肌腱与拇长伸肌腱之间的凹陷中。

功 效 主 治

功效：清热散风，通利关节；主治：咽部及口腔疾病、腰痛、癫狂等病症。

经 穴 疗 法

①**刮痧：** 用角刮法从上向下刮拭阳溪穴3~5分钟，以出痧为度。
②**按摩：** 用拇指指腹揉按阳溪穴100~200下，以局部有酸胀感为宜。
③**艾灸：** 用艾条温和灸阳溪穴5~20分钟，以皮肤温热而无灼痛感为度。

手三里 调理肠胃消肿痛

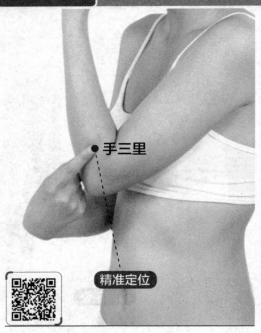

手三里

精准定位

手三里穴位于前臂背面桡侧，当阳溪与曲池的连线上，肘横纹下2寸。

功效主治

功效：清热明目，调理肠胃；主治：目痛、上肢痹痛、腹痛、泄泻等病症。

经穴疗法

①**拔罐：**将气罐吸附在手三里穴上，留罐10分钟，以局部皮肤充血为度。

②**按摩：**用拇指指腹揉按手三里穴100～200下，以局部有酸胀感为宜。

③**艾灸：**用艾条温和灸手三里穴5～20分钟，以热感循经传导、气至病所为佳。

老中医临床经验

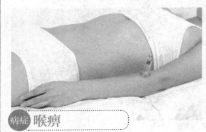

病症 **喉痹**

最佳疗法：拔罐

穴位配方：手三里配曲池、中渚、丰隆

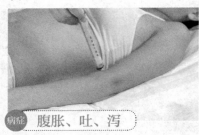

病症 **腹胀、吐、泻**

最佳疗法：艾灸或按摩

穴位配方：手三里配中脘、合谷

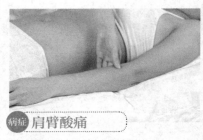

病症 **肩臂酸痛**

最佳疗法：按摩或拔罐

穴位配方：手三里配肩髃、列缺

曲池 〉清热活络降血压

老中医临床经验

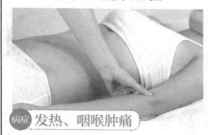

病症 发热、咽喉肿痛

最佳疗法： 按摩或刮痧
穴位配方： 曲池配合谷、外关

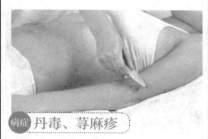

病症 丹毒、荨麻疹

最佳疗法： 刮痧
穴位配方： 曲池配合谷、血海、委中、膈俞

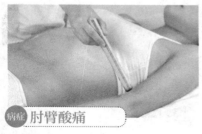

病症 肘臂酸痛

最佳疗法： 艾灸
穴位配方： 曲池配列缺、尺泽、肩髃

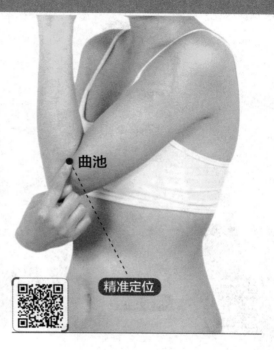

● 曲池

精准定位

曲池穴位于肘横纹外侧端，屈肘，当尺泽与肱骨外上髁连线的中点。

功 效 主 治

功效：清热和营，降逆活络；主治：高血压、头痛、发热、肩臂肘痛等病症。

经 穴 疗 法

①**按摩：** 用拇指指腹揉按曲池穴1~3分钟，以局部有酸胀感为宜。
②**刮痧：** 用面刮法从上向下刮拭曲池穴3~5分钟，以出痧为度。
③**艾灸：** 用艾条温和灸曲池穴5~20分钟，以热感循经传导、气至病所为佳。

臂臑 〉肩臂疼痛揉臂臑

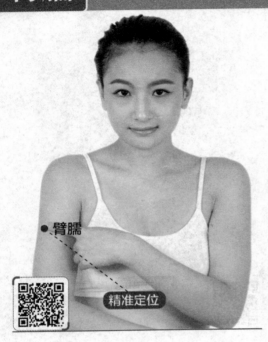

● 臂臑

精准定位

臂臑穴位于臂外侧，三角肌止点处，当曲池与肩髃的连线上，曲池上7寸。

功 效 主 治

功效：清热明目，通经通络；主治：颈痛、肩臂疼痛、目痛、淋巴结核等病症。

经 穴 疗 法

①**按摩：**用拇指指腹揉按臂臑穴100~200下，以局部有酸胀感为宜。

②**艾灸：**用艾条温和灸臂臑穴5~20分钟，以皮肤温热而无灼痛感为度。

③**拔罐：**将气罐吸附在臂臑穴上，留罐5~10分钟，以局部皮肤充血为度。

老中医临床经验

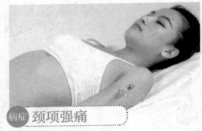

病症 **颈项强痛**

最佳疗法：拔罐或按摩
穴位配方：臂臑配强间、列缺

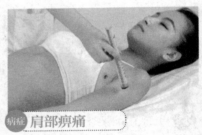

病症 **肩部痹痛**

最佳疗法：艾灸
穴位配方：臂臑配肩髃、手三里

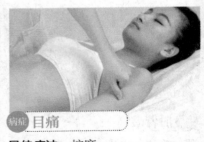

病症 **目痛**

最佳疗法：按摩
穴位配方：臂臑配合谷

肩髃 > 通经活络利肩臂

老中医临床经验

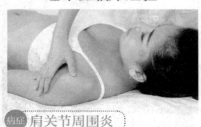

病症 肩关节周围炎

最佳疗法： 按摩或拔罐

穴位配方： 肩髃配肩髎、肩贞

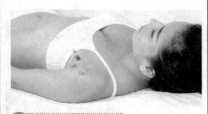

病症 风热瘾疹

最佳疗法： 拔罐

穴位配方： 肩髃配阳溪

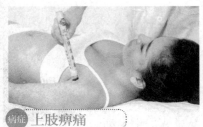

病症 上肢痹痛

最佳疗法： 艾灸

穴位配方： 肩髃配臂臑、手三里

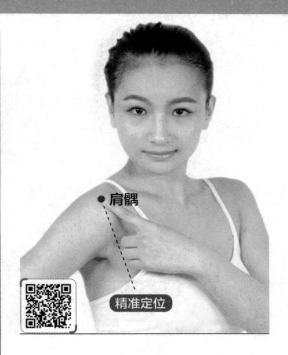

• 肩髃

精准定位

肩髃穴位于肩部三角肌上，臂外展或向前平伸时，当肩峰前下方凹陷处。

功 效 主 治

功效：通经活络；主治：肩臂疼痛、上肢不遂、肩周炎等病症。

经 穴 疗 法

①**按摩：** 用拇指指腹揉按肩髃穴100～200下，以局部有酸胀感为宜。

②**拔罐：** 将气罐吸附在肩髃穴上，留罐5～10分钟，以局部皮肤充血为度。

③**艾灸：** 用艾条温和灸肩髃穴5～20分钟，以出现循经感传、气至病所为佳。

迎香 鼻子健康嗅觉好

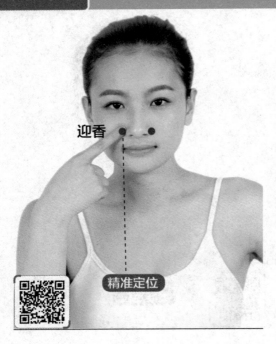

迎香

精准定位

迎香穴位于鼻翼外缘中点旁，当鼻唇沟中。

功 效 主 治

功效：祛风通窍，理气止痛；主治：鼻塞、鼻出血、鼻炎、口眼㖞斜、面部水肿等病症。

经 穴 疗 法

①**按摩**：用中指指腹揉按迎香穴100下，以局部皮肤潮红为度。

②**艾灸**：用艾条回旋灸迎香穴10分钟，以皮肤温热而无灼痛感为度。

③**刮痧**：用角刮法刮拭迎香穴3分钟，力度宜轻，可不出痧。

老中医临床经验

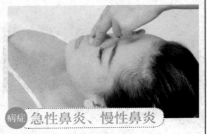

病症 **急性鼻炎、慢性鼻炎**

最佳疗法：按摩或刮痧
穴位配方：迎香配印堂、合谷

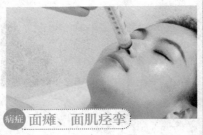

病症 **面瘫、面肌痉挛**

最佳疗法：艾灸
穴位配方：迎香配四白、地仓、阳白

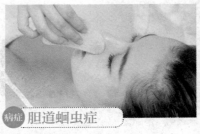

病症 **胆道蛔虫症**

最佳疗法：刮痧
穴位配方：迎香配丘墟、阳陵泉

足阳明胃经穴

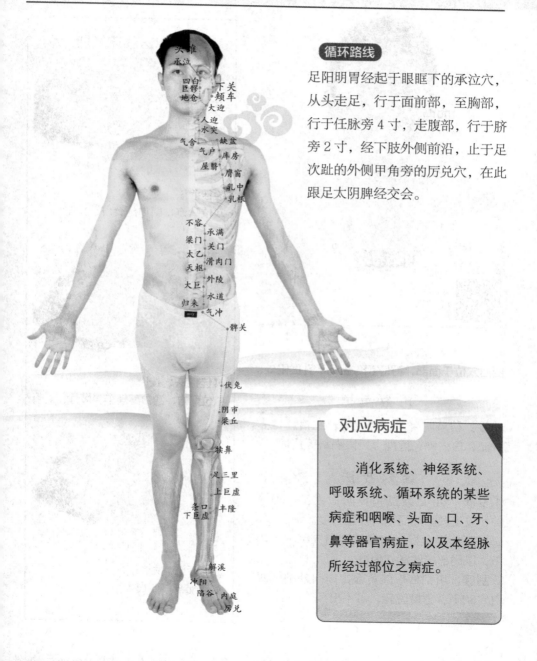

尖维
承泣
四白
巨髎
地仓
下关
颊车
大迎
人迎
水突
气舍
缺盆
库房
气户
屋翳
膺窗
乳中
乳根
不容
承满
梁门
关门
太乙
滑肉门
天枢
外陵
大巨
水道
归来
气冲
髀关
伏兔
阴市
梁丘
犊鼻
足三里
上巨虚
丰隆
条口
下巨虚
解溪
冲阳
陷谷
内庭
厉兑

循环路线

足阳明胃经起于眼眶下的承泣穴，从头走足，行于面前部，至胸部，行于任脉旁4寸，走腹部，行于脐旁2寸，经下肢外侧前沿，止于足次趾的外侧甲角旁的厉兑穴，在此跟足太阴脾经交会。

对应病症

消化系统、神经系统、呼吸系统、循环系统的某些病症和咽喉、头面、口、牙、鼻等器官病症，以及本经脉所经过部位之病症。

四白 > 明目护眼又养颜

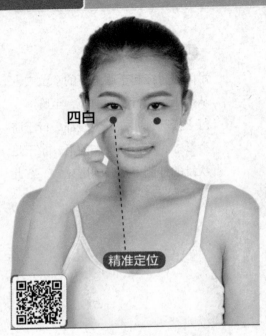

四白

精准定位

四白穴位于面部，瞳孔直下，当眶下孔凹陷处。

功效主治

功效：祛风明目，通经活络；主治：目赤肿痛、白内障、近视、口眼㖞斜等病症。

经穴疗法

①**艾灸**：用艾条温和灸四白穴5～10分钟，以皮肤温热而无灼痛感为度。

②**按摩**：用食指指腹揉按四白穴60～100下，以局部皮肤潮红为度。

③**刮痧**：用刮痧板的角部由内向外刮拭四白穴30下，力度宜轻，可不出痧。

老中医临床经验

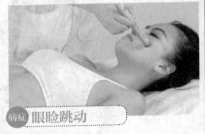

病症 眼睑跳动

最佳疗法：艾灸
穴位配方：四白配合谷、太冲

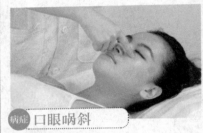

病症 口眼㖞斜

最佳疗法：按摩
穴位配方：四白配颊车、攒竹、太阳

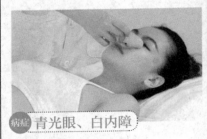

病症 青光眼、白内障

最佳疗法：刮痧
穴位配方：四白配丰隆、太白

颊车 祛除胃火治牙痛

老中医临床经验

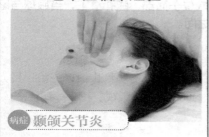

病症 **颞颌关节炎**

最佳疗法： 刮痧或按摩

穴位配方： 颊车配听宫、翳风、合谷

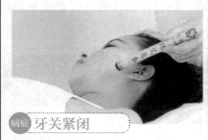

病症 **牙关紧闭**

最佳疗法： 艾灸

穴位配方： 颊车配合谷、外关

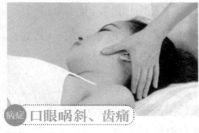

病症 **口眼㖞斜、齿痛**

最佳疗法： 按摩

穴位配方： 颊车配地仓、合谷、阳白、攒竹

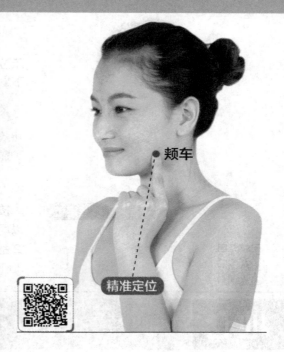

颊车

精准定位

颊车穴位于面颊部，下颌角前上方约一横指处。

功 效 主 治

功效：祛风清热，开关通络；主治：下颌关节炎、咀嚼肌痉挛、面神经麻痹等病症。

经 穴 疗 法

①**刮痧：** 用角刮法刮拭颊车穴30下，力度轻柔，可不出痧。

②**艾灸：** 用艾条温和灸颊车穴10～15分钟，以皮肤温热潮红为度。

③**按摩：** 用拇指指腹揉按颊车穴100～200下，以局部有酸胀感为宜。

承泣 〉散风清热治眼疾

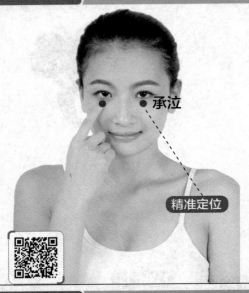

承泣

精准定位

承泣穴位于面部，瞳孔直下，当眼球与眶下缘之间。

功 效 主 治

功效：散风清热，明目止泪；主治：目赤肿痛、迎风流泪、近视、夜盲等病症。

经 穴 疗 法

①**按摩：** 用中指指尖揉按承泣穴100下，以局部有酸胀感为宜。

②**刮痧：** 用角刮法由内向外刮拭承泣穴30下，以局部皮肤潮红为宜。

地仓 〉健脾益胃止流涎

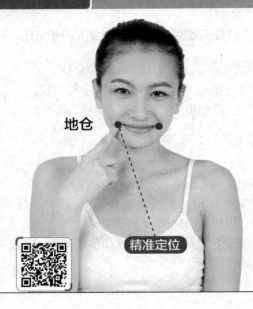

地仓

精准定位

地仓穴位于面部，当口角外侧，上直对瞳孔处。

功 效 主 治

功效：健脾益胃，舒筋活络；主治：口喝、流涎、眼睑跳动等病症。

经 穴 疗 法

①**按摩：** 用拇指指腹揉按地仓穴100下，以局部有酸胀感为度。

②**刮痧：** 用角刮法刮拭地仓穴2~3分钟，力度适中，可不出痧。

下关 〉治疗耳疾疗效好

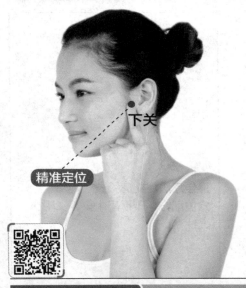

精准定位

下关穴位于面部耳前方，当颧弓与下颌切迹所形成的凹陷中。

功 效 主 治

功效：消肿止痛，聪耳通络；主治：颞颌关节炎、口眼㖞斜、牙痛等病症。

经 穴 疗 法

①**按摩**：将食指、中指并拢，用指腹揉按下关穴3~5分钟，以有酸胀感为度。
②**刮痧**：用角刮法刮拭下关穴3分钟，力度轻柔，可不出痧。

头维 〉头痛如裹找头维

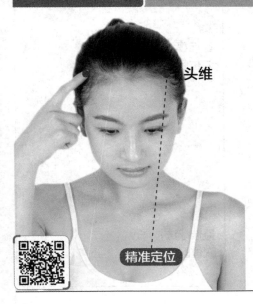

头维

精准定位

头维穴位于头侧部，当额角发际上0.5寸，头正中线旁4.5寸。

功 效 主 治

功效：镇惊安神，通络止痛；主治：高血压、前额神经痛、偏头痛等病症。

经 穴 疗 法

①**按摩**：用拇指指腹揉按头维穴3~5分钟，以局部有酸胀感为宜。
②**刮痧**：用角刮法刮拭头维穴3分钟，以出痧为度。

天枢 腹泻便秘双向调

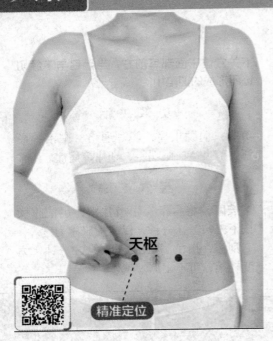

天枢

精准定位

天枢穴位于腹中部，距脐中 2 寸。

功效主治

功效：调中和胃，理气健脾；主治：便秘、消化不良、腹泻、痢疾等病症。

经穴疗法

①**艾灸**：用艾条回旋灸天枢穴10分钟，以皮肤温热而无灼痛感为度。

②**拔罐**：将气罐吸附在天枢穴上，留罐10分钟，以局部皮肤潮红为度。

③**按摩**：用拇指指腹揉按天枢穴1～3分钟，以局部有酸胀感为度。

老中医临床经验

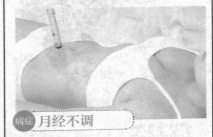

病症 **月经不调**

最佳疗法：艾灸

穴位配方：天枢配中极、三阴交、太冲

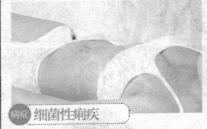

病症 **细菌性痢疾**

最佳疗法：拔罐或按摩

穴位配方：天枢配上巨虚

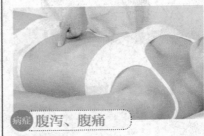

病症 **腹泻、腹痛**

最佳疗法：按摩

穴位配方：天枢配足三里

归来 > 男科妇科皆可调

老中医临床经验

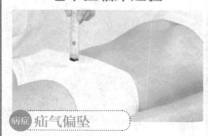

病症 疝气偏坠

最佳疗法： 艾灸
穴位配方： 归来配太冲

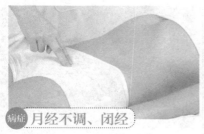

病症 月经不调、闭经

最佳疗法： 按摩或艾灸
穴位配方： 归来配三阴交

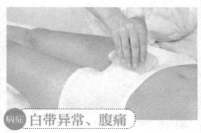

病症 白带异常、腹痛

最佳疗法： 刮痧
穴位配方： 归来配天枢、中极

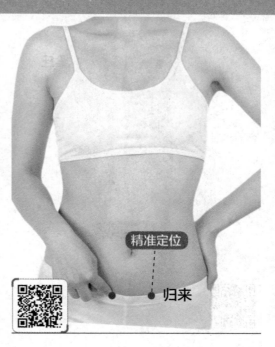

精准定位

归来

归来穴位于腹部，当脐下 4 寸，距前正中线
2 寸。

功 效 主 治

功效：调经止带，活血化瘀；主治：疝
气、阳痿、月经不调、腹痛等病症。

经 穴 疗 法

①**艾灸：** 用艾条雀啄灸归来穴 5～10 分
钟，以皮肤温热而无灼痛感为度。
②**按摩：** 用食指、中指指腹揉按归来穴
3～5 分钟，以局部有酸胀感为度。
③**刮痧：** 用面刮法刮拭归来穴 2 分钟，力度
轻柔，可不出痧。

梁丘 〉理气和胃通经络

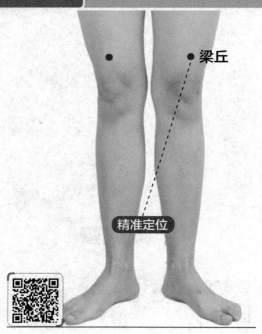

● 梁丘

精准定位

梁丘穴位于大腿前面，当髂前上棘与髌底外侧端的连线上，髌底上2寸。

功效主治

功效：理气和胃，通经活络；主治：胃痉挛、膝关节痛、腹胀、腹痛、腹泻等病症。

经穴疗法

①按摩：用拇指指腹推按梁丘穴1～3分钟，以局部有酸胀感为宜。
②刮痧：用面刮法刮拭梁丘穴1～3分钟，以出痧为度。
③艾灸：用艾条温和灸梁丘穴5～10分钟，以皮肤温热而无灼痛感为度。

老中医临床经验

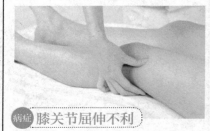

病症 膝关节屈伸不利

最佳疗法：按摩或艾灸
穴位配方：梁丘配曲泉、膝阳关

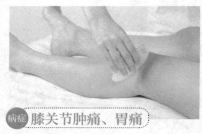

病症 膝关节肿痛、胃痛

最佳疗法：刮痧
穴位配方：梁丘配犊鼻、阳陵泉、膝阳关

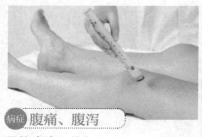

病症 腹痛、腹泻

最佳疗法：艾灸
穴位配方：梁丘配天枢、足三里

犊鼻 〉膝腿病变寻犊鼻

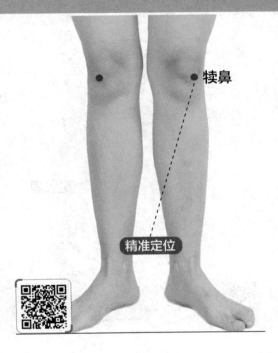

精准定位

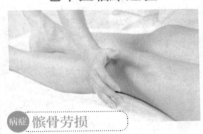

病症 髌骨劳损

最佳疗法： 按摩或艾灸
穴位配方： 犊鼻配阳陵泉、委中、承山

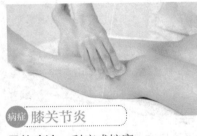

病症 膝关节炎

最佳疗法： 刮痧或按摩
穴位配方： 犊鼻配梁丘、阳陵泉

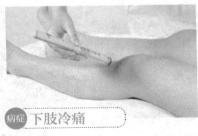

病症 下肢冷痛

最佳疗法： 艾灸
穴位配方： 犊鼻配膝阳关

犊鼻穴位于膝部髌骨与髌韧带外侧凹陷中。

功 效 主 治

功效：通经活络，消肿止痛；主治：膝痛、膝冷、下肢麻痹、屈伸不利等病症。

经 穴 疗 法

①**按摩：** 用手掌小鱼际敲击犊鼻穴2～3分钟，以局部有酸痛感为宜。
②**刮痧：** 用角刮法刮拭犊鼻穴1～3分钟，以出痧为度。
③**艾灸：** 用艾条回旋灸犊鼻穴5～10分钟，以皮肤温热而无灼痛感为度。

足三里 常按胜吃老母鸡

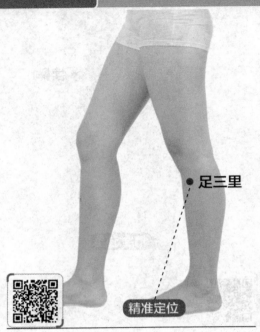

● 足三里

精准定位

足三里穴位于小腿前外侧，当犊鼻下3寸，距胫骨前缘一横指（中指）。

功 效 主 治

功效：健脾和胃，扶正培元；主治：消化不良、呕吐、腹胀、肠鸣等病症。

经 穴 疗 法

①**按摩**：用拇指指腹推按足三里穴1～3分钟，以局部有酸胀感为宜。

②**刮痧**：用面刮法刮拭足三里穴1～3分钟，以潮红、发热为度。

③**艾灸**：用艾条温和灸足三里穴5～10分钟，以热感循经传导、气至病所为佳。

老中医临床经验

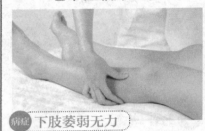

病症 **下肢萎弱无力**

最佳疗法：按摩或艾灸
穴位配方：足三里配冲阳、复溜、完骨

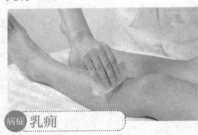

病症 **乳痈**

最佳疗法：刮痧
穴位配方：足三里配梁丘、期门、内关、肩井

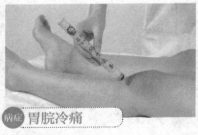

病症 **胃脘冷痛**

最佳疗法：艾灸
穴位配方：足三里配脾俞、气海、肾俞、中脘

上巨虚 〉肠胃健康不生病

老中医临床经验

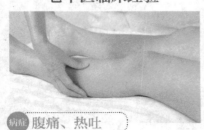

病症 腹痛、热吐

最佳疗法： 按摩或刮痧
穴位配方： 上巨虚配胃俞、脾俞、足三里

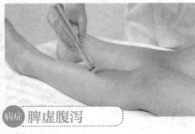

病症 脾虚腹泻

最佳疗法： 艾灸
穴位配方： 上巨虚配脾俞、天枢、气海

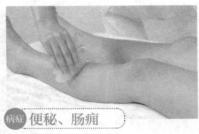

病症 便秘、肠痈

最佳疗法： 刮痧
穴位配方： 上巨虚配天枢、脾俞、大肠俞

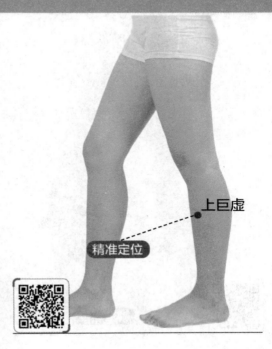

上巨虚

精准定位

上巨虚穴位于小腿前外侧，当犊鼻下6寸，距胫骨前缘一横指（中指）。

功 效 主 治

功效：调和肠胃，通经活络；主治：腹痛、腹泻、便秘、下肢痿痹等病症。

经 穴 疗 法

①**按摩：** 用拇指指腹推按上巨虚穴1～3分钟，以局部有酸胀感为宜。
②**艾灸：** 用艾条雀啄灸上巨虚穴5～10分钟，以热感循经传导、气至病所为佳。
③**刮痧：** 用面刮法从上往下刮拭上巨虚穴1～3分钟，以潮红、发热为度。

丰隆 祛痰化湿降血脂

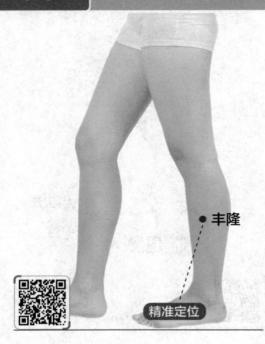

● 丰隆

精准定位

丰隆穴位于小腿前外侧，当外踝尖上8寸，距胫骨前缘二横指（中指）。

功效主治

功效：健脾化痰，和胃降逆；主治：咳嗽、痰多、胸闷等病症。

经穴疗法

①**艾灸**：用艾条温和灸丰隆穴5～10分钟，以热感循经传导、气至病所为佳。
②**按摩**：用拇指指腹点按丰隆穴3～5分钟，以局部有酸胀感为宜。
③**刮痧**：用面刮法从上往下刮拭丰隆穴1～3分钟，以潮红、发热为度。

老中医临床经验

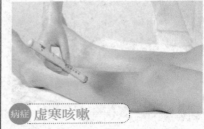

病症 **虚寒咳嗽**

最佳疗法：艾灸或按摩
穴位配方：丰隆配肺俞、中府

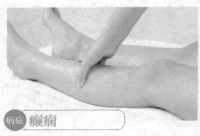

病症 **癫痫**

最佳疗法：按摩或刮痧
穴位配方：丰隆配照海

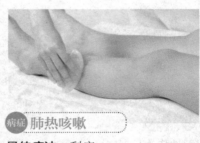

病症 **肺热咳嗽**

最佳疗法：刮痧
穴位配方：丰隆配肺俞、尺泽、曲池

解溪 > 健脾和胃安神志

老中医临床经验

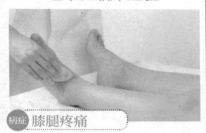

病症 膝腿疼痛

最佳疗法： 刮痧或按摩

穴位配方： 解溪配丘墟、太白

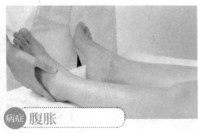

病症 腹胀

最佳疗法： 按摩

穴位配方： 解溪配血海、商丘

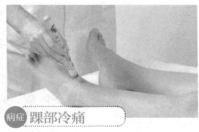

病症 踝部冷痛

最佳疗法： 艾灸

穴位配方： 解溪配商丘、丘墟、昆仑、太溪

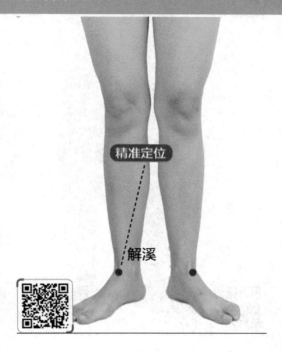

精准定位

解溪

解溪穴位于足背与小腿交界处的横纹中央凹陷中。

功 效 主 治

功效：清胃化痰，镇惊安神；主治：头痛、癫痫、精神病、胃炎、肠炎等病症。

经 穴 疗 法

①**刮痧：** 用刮痧板角部刮拭解溪穴1～3分钟，以出痧为度。

②**按摩：** 用拇指指腹推按解溪穴2～3分钟，以局部有酸胀感为宜。

③**艾灸：** 用艾条回旋灸解溪穴5～10分钟，以皮肤温热而无灼痛感为度。

内庭 清火解毒治牙痛

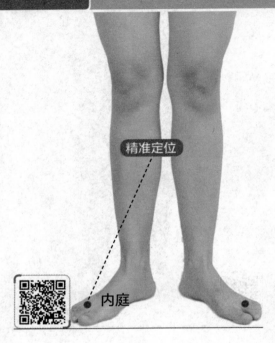

精准定位

内庭

内庭穴位于足背，当第二、三趾间，趾蹼缘后方赤白肉际处。

功 效 主 治

功效：清胃泻火，理气止痛；主治：口臭、胃热上冲、腹胀、小便出血、耳鸣等病症。

经 穴 疗 法

①**按摩：**用拇指指尖点按内庭穴2～3分钟，以局部有酸痛感为宜。
②**艾灸：**用艾条悬灸法灸治内庭穴5～10分钟，以皮肤温热而无灼痛感为度。
③**刮痧：**用角刮法刮拭内庭穴1～3分钟，以出痧为度。

老中医临床经验

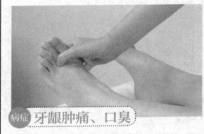

病症 牙龈肿痛、口臭

最佳疗法：按摩或刮痧
穴位配方：内庭配合谷、颊车、下关

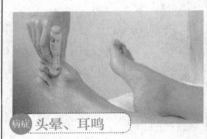

病症 头晕、耳鸣

最佳疗法：艾灸
穴位配方：内庭配太阳、头维、肾俞

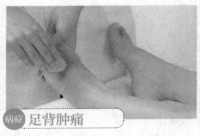

病症 足背肿痛

最佳疗法：刮痧
穴位配方：内庭配昆仑、太溪、解溪

足太阴脾经穴

循环路线

足太阴脾经起于足大趾内侧端隐白穴，沿内侧赤白肉际上行，过内踝的前缘，沿小腿内侧正中线上行，在内踝上8寸处，交出足厥阴肝经之前，上行沿大腿内侧前缘，进入腹部，向上穿过膈肌，沿食管两旁，连舌本，散舌下。其分支从胃别出，上行通过膈肌，注入心中，经气于此与手少阴心经相接。

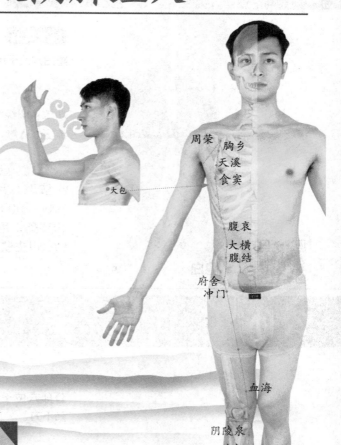

周荣　胸乡
天溪
食窦

●大包

腹哀
大横
腹结

府舍
冲门

血海

阴陵泉
地机

漏谷
三阴交

商丘
公孙　太白
大都
隐白

对应病症

胃脘痛、嗳气、腹胀、便溏、黄疸、身重无力、下肢内侧肿胀、足大趾运动障碍及经脉循行部位的其他病症。

隐白 〉健脾回阳止崩漏

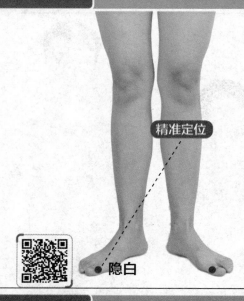

精准定位

隐白

精准定位

隐白穴位于足大趾末节内侧,距趾甲角0.1寸。

功 效 主 治

功效:调经统血,健脾回阳;主治:呕吐、流涎、昏厥、下肢寒痹、癫狂等病症。

经 穴 疗 法

①**按摩:** 用拇指指尖用力掐揉隐白穴100~200下,以局部有酸痛感为宜。

②**艾灸:** 用艾条温和灸隐白穴5~20分钟,以皮肤温热而无灼痛感为度。

公孙 〉调和肝脾促消化

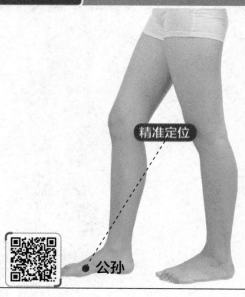

精准定位

公孙

公孙穴位于足内侧缘,当第一跖骨基底的前下方。

功 效 主 治

功效:健脾胃,调冲任;主治:腹痛、呕吐、水肿、胃痛等病症。

经 穴 疗 法

①**按摩:** 用拇指指尖用力掐揉公孙穴100~200下,以局部有酸痛感为宜。

②**艾灸:** 用艾条温和灸公孙穴5~20分钟,以皮肤温热而无灼痛感为度。

商丘 〉肠胃足踝皆可疗

老中医临床经验

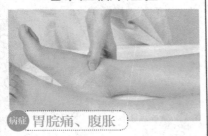

病症 胃脘痛、腹胀

最佳疗法： 按摩或刮痧
穴位配方： 商丘配曲泉、阴陵泉、阴谷

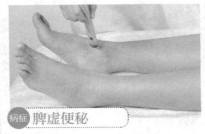

病症 脾虚便秘

最佳疗法： 艾灸
穴位配方： 商丘配天枢、三阴交

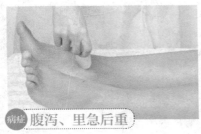

病症 腹泻、里急后重

最佳疗法： 刮痧
穴位配方： 商丘配天枢、气海、大肠俞

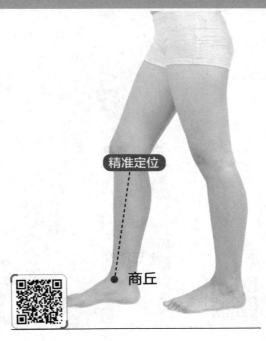

精准定位

商丘

商丘穴位于足内踝前下方凹陷中，当舟骨结节与内踝尖连线的中点处。

功 效 主 治

功效：健脾化湿，调和肠胃；主治：腹胀、肠鸣、腹泻、便秘、足踝痛等病症。

经 穴 疗 法

①**按摩：** 用拇指指尖用力掐揉商丘穴100~200下，以局部有酸痛感为宜。
②**艾灸：** 用艾条温和灸商丘穴5~20分钟，以皮肤温热而无灼痛感为度。
③**刮痧：** 用点按法垂直刮拭商丘穴30下，以出痧为度。

三阴交 > 善治妇科功效多

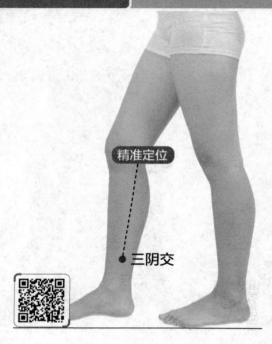

精准定位

三阴交

三阴交穴位于小腿内侧，当足内踝尖上3寸，胫骨内侧缘后方。

功效主治

功效：健脾胃，益肝肾，调经带；主治：月经不调、痛经、腹痛、泄泻、水肿等病症。

经穴疗法

①**按摩**：用拇指指腹揉按三阴交穴100下，以局部有酸胀感为宜。
②**拔罐**：将气罐吸附在三阴交穴上，留罐10分钟，以局部皮肤充血为度。
③**艾灸**：用艾条温和灸三阴交穴5~20分钟，以热感循经传导、气至病所为佳。

老中医临床经验

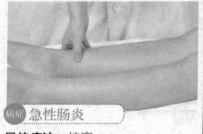

病症 **急性肠炎**

最佳疗法：按摩
穴位配方：三阴交配天枢、合谷

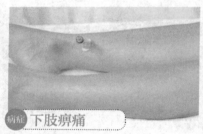

病症 **下肢痹痛**

最佳疗法：拔罐
穴位配方：三阴交配承山、委中

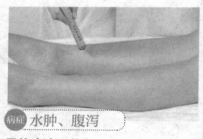

病症 **水肿、腹泻**

最佳疗法：艾灸
穴位配方：三阴交配天枢、复溜

地机 〉揉揉按按降血糖

老中医临床经验

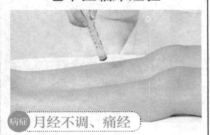

病症 月经不调、痛经

最佳疗法： 艾灸
穴位配方： 地机配血海、中极

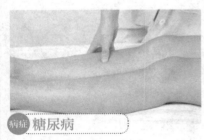

病症 糖尿病

最佳疗法： 按摩
穴位配方： 地机配公孙、三阴交

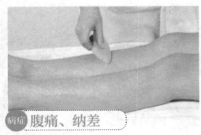

病症 腹痛、纳差

最佳疗法： 刮痧
穴位配方： 地机配脾俞、胃俞、中脘

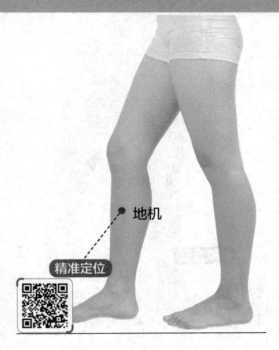

地机

精准定位

地机穴位于小腿内侧，当内踝尖与阴陵泉的连线上，阴陵泉下3寸。

功 效 主 治

功效：健脾渗湿，调经止带；主治：糖尿病、泄泻、水肿、小便不利、痛经等病症。

经 穴 疗 法

①**艾灸：** 用艾条温和灸地机穴5～20分钟，以皮肤温热而无灼痛感为度。

②**按摩：** 用拇指指腹揉按地机穴100～200下，以局部有酸胀感为宜。

③**刮痧：** 用面刮法从上而下刮拭地机穴30下，力度微重，以出痧为度。

阴陵泉 〉调节脾肾利水湿

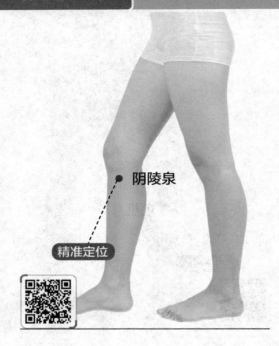

阴陵泉

精准定位

阴陵泉穴位于小腿内侧，当胫骨内侧髁后下方凹陷处。

功 效 主 治

功效：清利湿热，健脾理气，益肾调经；主治：腹痛、泄泻、小便不利、水肿等病症。

经 穴 疗 法

①**艾灸**：用艾条温和灸阴陵泉穴5～20分钟，以皮肤温热而无灼痛感为度。

②**按摩**：用拇指指腹揉按阴陵泉穴100～200下，以局部有酸胀感为宜。

③**拔罐**：将气罐吸附在阴陵泉穴上，留罐10分钟，以局部皮肤充血为度。

老中医临床经验

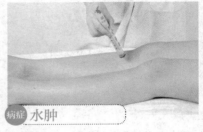

病症 **水肿**

最佳疗法：艾灸

穴位配方：阴陵泉配水分、复溜

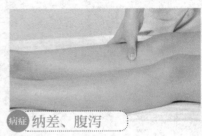

病症 **纳差、腹泻**

最佳疗法：按摩

穴位配方：阴陵泉配脾俞、中脘

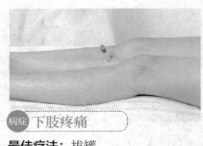

病症 **下肢疼痛**

最佳疗法：拔罐

穴位配方：阴陵泉配承山、委中

血海 > 调经统血治膝痛

老中医临床经验

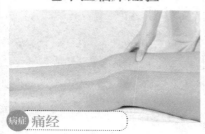

病症 痛经

最佳疗法： 按摩或刮痧

穴位配方： 血海配带脉、肝俞、中极

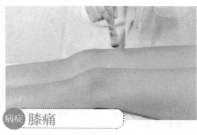

病症 膝痛

最佳疗法： 艾灸

穴位配方： 血海配犊鼻、阴陵泉、阳陵泉

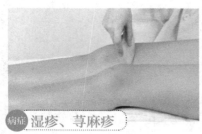

病症 湿疹、荨麻疹

最佳疗法： 刮痧

穴位配方： 血海配合谷、曲池、三阴交

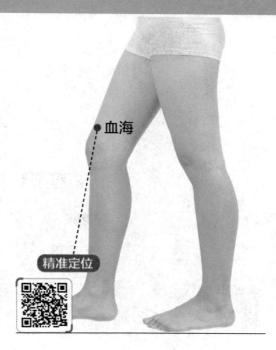

血海

精准定位

血海穴位于大腿内侧，髌底内侧端上2寸，当股四头肌内侧头的隆起处。

功 效 主 治

功效：调经统血，健脾化湿；主治：崩漏、痛经、湿疹、膝痛、月经不调等病症。

经 穴 疗 法

①**按摩：** 用拇指指腹揉按血海穴100下，以局部有酸胀感为宜。

②**艾灸：** 用艾条温和灸血海穴20分钟，以皮肤温热而无灼痛感为度。

③**刮痧：** 用面刮法从上而下刮拭血海穴30下，力度微重，以出痧为度。

大包 > 体倦乏力找大包

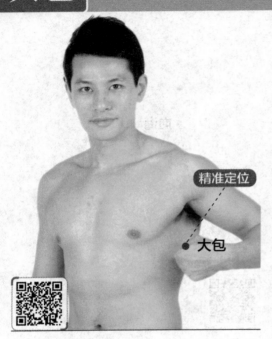

精准定位

大包

老中医临床经验

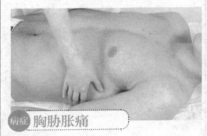

病症 胸胁胀痛

最佳疗法： 按摩
穴位配方： 大包配阳辅、足临泣

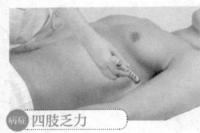

病症 四肢乏力

最佳疗法： 艾灸
穴位配方： 大包配足三里

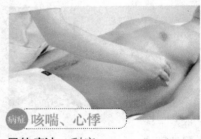

病症 咳喘、心悸

最佳疗法： 刮痧
穴位配方： 大包配肺俞、心俞、太渊

大包穴位于侧胸部，腋中线上，当第六肋间隙处。

功 效 主 治

功效：止痛安神，止咳平喘；主治：胸胁胀痛、咳喘、全身乏力酸痛等病症。

经 穴 疗 法

①**按摩：** 用拇指指腹揉按大包穴100下，每天坚持，能够治疗胸胁胀痛。
②**艾灸：** 用艾条温和灸大包穴20分钟，每日一次，可改善全身乏力酸痛。
③**刮痧：** 用角刮法刮拭大包穴30下，以潮红出痧为度。

手少阴心经穴

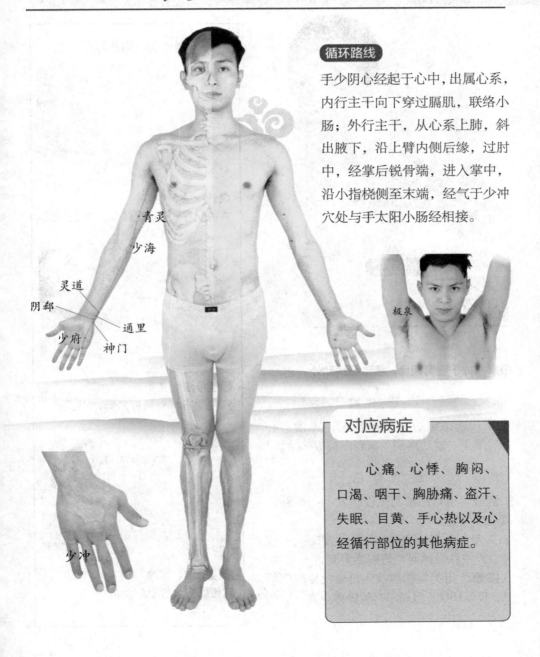

青灵

少海

灵道

阴郄

少府

通里

神门

少冲

极泉

循环路线

手少阴心经起于心中，出属心系，内行主干向下穿过膈肌，联络小肠；外行主干，从心系上肺，斜出腋下，沿上臂内侧后缘，过肘中，经掌后锐骨端，进入掌中，沿小指桡侧至末端，经气于少冲穴处与手太阳小肠经相接。

对应病症

心痛、心悸、胸闷、口渴、咽干、胸胁痛、盗汗、失眠、目黄、手心热以及心经循行部位的其他病症。

极泉 〉平复心律调气血

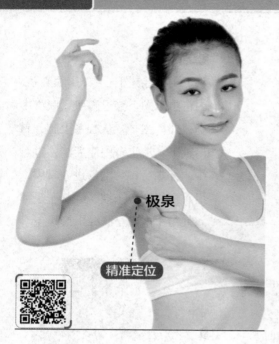

● 极泉

精准定位

极泉穴位于腋窝顶点，腋动脉搏动处。

功效主治

功效：通络强心，清泻心火；主治：心痛、咽干、胁肋疼痛、肩臂疼痛等病症。

经穴疗法

①**刮痧**：用角刮法刮拭极泉穴3~5分钟，以潮红为度。

②**艾灸**：用艾条温和灸极泉穴5~20分钟，以皮肤温热而无灼痛感为度。

③**按摩**：用拇指指腹按压极泉穴片刻后松开，反复10次，以局部有酸胀感为宜。

老中医临床经验

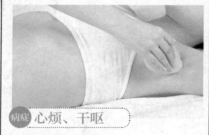

病症 **心烦、干呕**

最佳疗法：刮痧

穴位配方：极泉配膈俞、内关、合谷

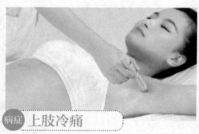

病症 **上肢冷痛**

最佳疗法：艾灸

穴位配方：极泉配肩髃、手三里、心俞

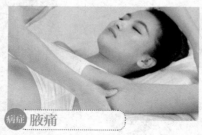

病症 **腋痛**

最佳疗法：按摩

穴位配方：极泉配少海

少海 去除心火定神志

老中医临床经验

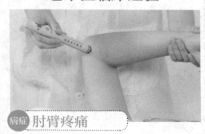

病症 肘臂疼痛

最佳疗法: 艾灸或按摩
穴位配方: 少海配后溪

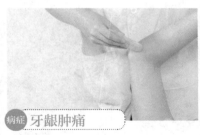

病症 牙龈肿痛

最佳疗法: 刮痧
穴位配方: 少海配合谷、内庭

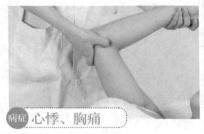

病症 心悸、胸痛

最佳疗法: 按摩
穴位配方: 少海配内关、心俞

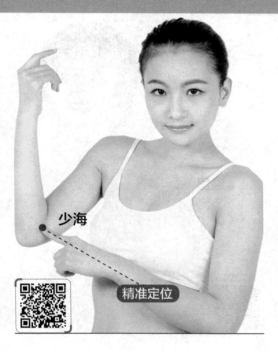

少海

精准定位

屈肘,少海穴位于肘横纹内侧端与肱骨内上髁连线的中点处。

功 效 主 治

功效:理气通络,益心安神;主治:前臂麻木、心痛、健忘、失眠等病症。

经 穴 疗 法

①**艾灸:** 用艾条温和灸少海穴5~20分钟,以热感循经传导、气至病所为佳。
②**刮痧:** 用角刮法刮拭少海穴3~5分钟,以出痧为度。
③**按摩:** 用拇指指端掐揉少海穴1~2分钟,以局部有酸痛感为宜。

通里 清热安神治失语

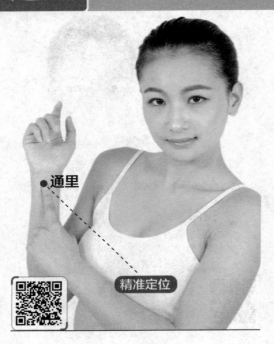

通里

精准定位

老中医临床经验

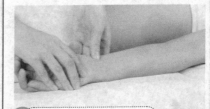

病症 头痛、目眩、眼花

最佳疗法： 按摩
穴位配方： 通里配太阳、风池

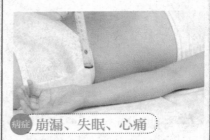

病症 崩漏、失眠、心痛

最佳疗法： 艾灸
穴位配方： 通里配百会、神门、中极

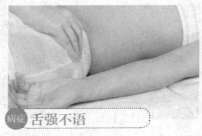

病症 舌强不语

最佳疗法： 刮痧
穴位配方： 通里配廉泉、哑门

通里穴位于前臂掌侧，当尺侧腕屈肌腱的桡侧缘，腕横纹上1寸。

功 效 主 治

功效：清心安神，通经活络；主治：心悸、失眠、失语、心痛、前臂麻木等病症。

经 穴 疗 法

①**按摩：** 用拇指指腹揉按通里穴1~3分钟，以局部有酸胀感为宜。
②**艾灸：** 用艾条温和灸通里穴5~20分钟，以皮肤温热而无灼痛感为度。
③**刮痧：** 用角刮法刮拭通里穴3~5分钟，以出痧为度。

神门 〉宁心安神治失眠

老中医临床经验

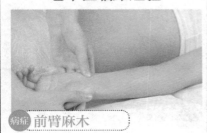

病症 前臂麻木
最佳疗法： 按摩或艾灸
穴位配方： 神门配列缺、肘髎

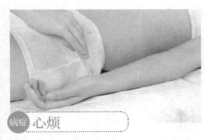

病症 心烦
最佳疗法： 刮痧
穴位配方： 神门配内关、曲池

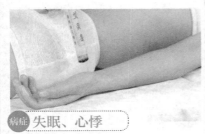

病症 失眠、心悸
最佳疗法： 艾灸
穴位配方： 神门配内关、心俞

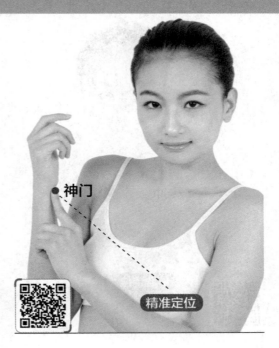

● 神门

精准定位

神门穴位于腕部，腕掌侧横纹尺侧端，尺侧腕屈肌腱的桡侧凹陷处。

功效主治

功效：宁心安神；主治：失眠、健忘、怔忡、心烦、心悸、痴呆等病症。

经穴疗法

①**按摩：** 用拇指弹拨神门穴30下，以有酸胀感为宜。
②**刮痧：** 用角刮法刮拭神门穴3~5分钟，以出痧为度。
③**艾灸：** 用艾条温和灸神门穴5~20分钟，以皮肤温热而无灼痛感为度。

少冲 〉醒神开窍解疲劳

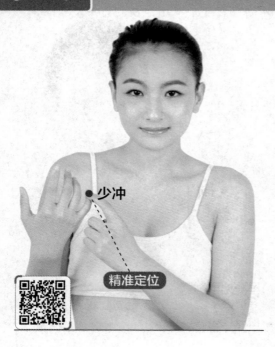

少冲

精准定位

少冲穴位于手小指末节桡侧，距指甲角0.1寸。

功 效 主 治

功效：清热息风，醒神开窍；主治：心悸、心痛、胸胁痛、昏迷等病症。

经 穴 疗 法

①**刮痧**：用角刮法刮拭少冲穴3～5分钟，以潮红、出痧为度。
②**按摩**：用拇指指尖用力掐揉少冲穴1～2分钟，以局部有刺痛感为宜。
③**艾灸**：用艾炷直接灸少冲穴5分钟，以皮肤温热而无灼痛感为度。

老中医临床经验

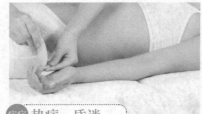

病症 **热病、昏迷**

最佳疗法：刮痧
穴位配方：少冲配太冲、中冲、大椎

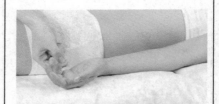

病症 **心痛、心悸**

最佳疗法：按摩或艾灸
穴位配方：少冲配心俞、内关

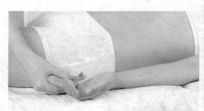

病症 **厥冷、神志不清**

最佳疗法：艾灸
穴位配方：少冲配百会、人中

手太阳小肠经穴

循环路线

手太阳小肠经起于手小指尺侧端少泽穴，沿手背、上肢外侧后缘，过肘部，到肩关节后面，绕肩胛部，左右交会并与督脉在大椎穴处相会，前行入缺盆，深入体腔，络心，沿食管，穿过膈肌，到达胃部，下行，至小肠。其分支从面颊部分出，向上行于眼下，至目内眦，经气于睛明穴与足太阳膀胱经相接。

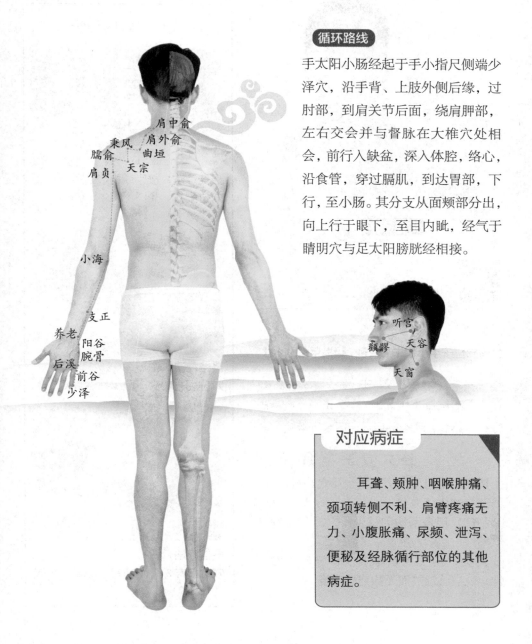

对应病症

耳聋、颊肿、咽喉肿痛、颈项转侧不利、肩臂疼痛无力、小腹胀痛、尿频、泄泻、便秘及经脉循行部位的其他病症。

少泽 益气通乳治热证

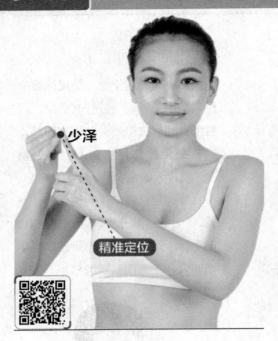

少泽

精准定位

少泽穴位于手小指末节尺侧，距指甲角0.1寸。

功 效 主 治

功效：清热利咽，通乳开窍；主治：脑卒中昏迷、热病、咽喉肿痛、产后缺乳等病症。

经 穴 疗 法

①**按摩：**用拇指指尖掐按少泽穴1分钟，以局部有酸痛感为宜。

②**刮痧：**用角刮法刮拭少泽穴3~5分钟，以潮红、出痧为度。

③**艾灸：**用艾条雀啄灸少泽穴5~20分钟，以皮肤温热而无灼痛感为度。

老中医临床经验

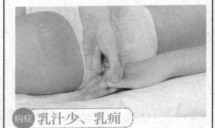

病症 乳汁少、乳痈

最佳疗法：按摩或刮痧
穴位配方：少泽配膻中、乳根

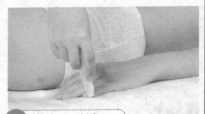

病症 热病、昏迷

最佳疗法：刮痧
穴位配方：少泽配少冲、百会

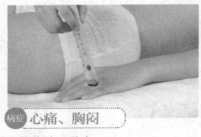

病症 心痛、胸闷

最佳疗法：艾灸
穴位配方：少泽配膻中、太渊、心俞

后溪 舒筋活络疗效好

老中医临床经验

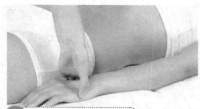

病症 落枕、颈项强痛

最佳疗法： 按摩或刮痧

穴位配方： 后溪配列缺、大椎、肩井

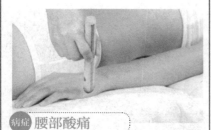

病症 腰部酸痛

最佳疗法： 艾灸

穴位配方： 后溪配肾俞、腰阳关

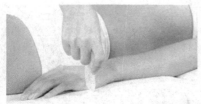

病症 头晕、失眠、心烦

最佳疗法： 刮痧或按摩

穴位配方： 后溪配百会、神门

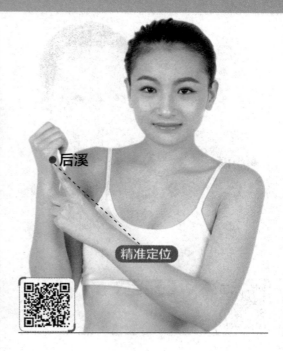

后溪

精准定位

后溪穴位于手掌尺侧，微握拳，当小指本节后的远侧掌横纹头赤白肉际处。

功 效 主 治

功效：清心宁神，舒筋活络；主治：落枕、颈项强痛、鼻塞等病症。

经 穴 疗 法

①**按摩：** 用拇指指端掐按后溪穴1～2分钟，以局部有酸胀感为宜。

②**艾灸：** 用艾条温和灸后溪穴5～20分钟，以皮肤温热而无灼痛感为度。

③**刮痧：** 用角刮法刮拭后溪穴3～5分钟，以潮红、出痧为度。

小海 〉清热护龈疗臂痛

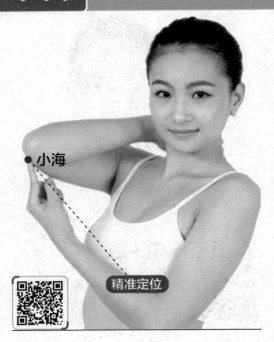

小海

精准定位

小海穴位于肘内侧，当尺骨鹰嘴与肱骨内上髁之间凹陷处。

功效主治

功效：清热止痛，安神定志；主治：前臂疼痛、颊肿、牙痛、高尔夫球肘等病症。

经穴疗法

①**艾灸**：用艾条温和灸小海穴5～20分钟，以热感循经传导、气至病所为佳。

②**按摩**：用拇指指端揉按小海穴100～200下，以局部有酸胀感为宜。

③**刮痧**：用刮痧板角部刮拭小海穴3～5分钟，以潮红、出痧为度。

老中医临床经验

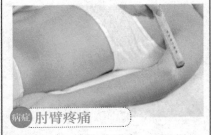

病症 **肘臂疼痛**

最佳疗法：艾灸或按摩
穴位配方：小海配曲池、臂臑

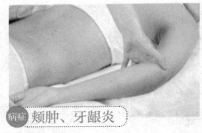

病症 **颊肿、牙龈炎**

最佳疗法：按摩或刮痧
穴位配方：小海配合谷、颊车

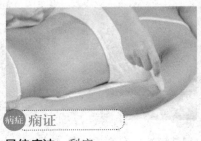

病症 **痫证**

最佳疗法：刮痧
穴位配方：小海配风池、大椎

天宗 〉颈肩病症寻天宗

老中医临床经验

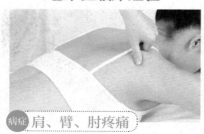

病症 **肩、臂、肘疼痛**

最佳疗法： 按摩或艾灸
穴位配方： 天宗配臑会、手三里

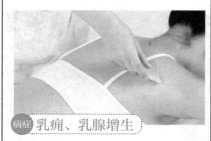

病症 **乳痈、乳腺增生**

最佳疗法： 刮痧
穴位配方： 天宗配膻中、乳根

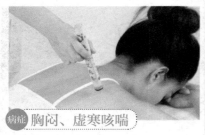

病症 **胸闷、虚寒咳喘**

最佳疗法： 艾灸或按摩
穴位配方： 天宗配肺俞、中府、膻中

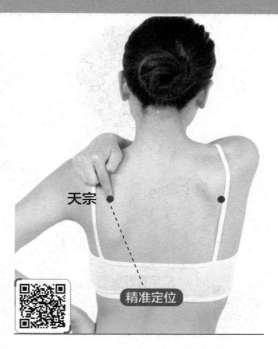

天宗

精准定位

天宗穴位于肩胛部，当冈下窝中央凹陷处，与第四胸椎相平。

功 效 主 治

功效：理气消肿，舒筋活络；主治：肩周炎、乳腺炎、胸痛、气喘等病症。

经 穴 疗 法

①**按摩：** 用拇指指腹揉按天宗穴100～200下，以局部有酸胀感为宜。
②**刮痧：** 用面刮法从上向下刮拭天宗穴3～5分钟，以出痧为度。
③**艾灸：** 用艾条温和灸天宗穴5～20分钟，以皮肤温热而无灼痛感为度。

肩中俞 > 宽胸理气利颈肩

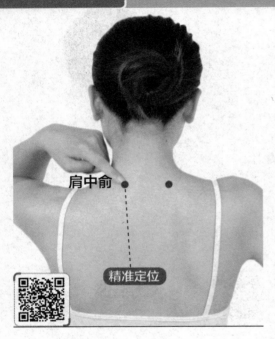

肩中俞

精准定位

肩中俞穴位于背部，当第七颈椎棘突下，旁开2寸。

功效主治

功效：解表宣肺，舒筋活络；主治：颈项强痛、咳嗽、气喘等病症。

经穴疗法

①按摩：用拇指指端揉按肩中俞穴100下，以局部有酸胀感为宜。

②刮痧：用面刮法刮拭肩中俞穴1~3分钟，力度稍重，以出痧为度。

③艾灸：用艾条温和灸肩中俞穴5~20分钟，以皮肤温热而无灼痛感为度。

老中医临床经验

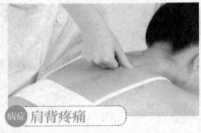

病症 肩背疼痛

最佳疗法：按摩或刮痧

穴位配方：肩中俞配肩外俞、肩井

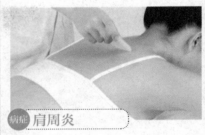

病症 肩周炎

最佳疗法：刮痧或按摩

穴位配方：肩中俞配肩髎、外关

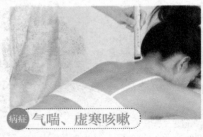

病症 气喘、虚寒咳嗽

最佳疗法：艾灸

穴位配方：肩中俞配肺俞、肾俞、膻中

颧髎 美容养颜疗面痛

老中医临床经验

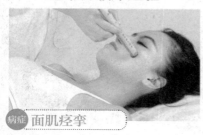

病症 面肌痉挛

最佳疗法： 艾灸或按摩

穴位配方： 颧髎配肝俞、太冲

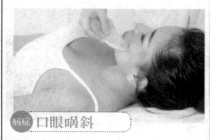

病症 口眼㖞斜

最佳疗法： 刮痧

穴位配方： 颧髎配肝俞、下关、颊车

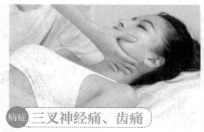

病症 三叉神经痛、齿痛

最佳疗法： 按摩或刮痧

穴位配方： 颧髎配翳风、合谷

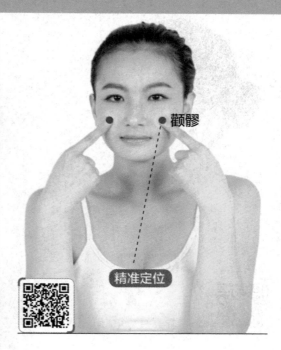

颧髎

精准定位

颧髎穴位于面部，当目外眦直下，颧骨下缘凹陷处。

功 效 主 治

功效：祛风镇痉，清热消肿；主治：面肌痉挛、口眼㖞斜、面肿等病症。

经 穴 疗 法

①**艾灸：** 用艾条雀啄灸颧髎穴5～20分钟，以皮肤温热而无灼痛感为度。

②**刮痧：** 用角刮法刮拭颧髎穴1～3分钟，以潮红为度。

③**按摩：** 用拇指指腹揉按颧髎穴100～200下，以有酸胀感为宜。

听宫 〉耳部疾患取听宫

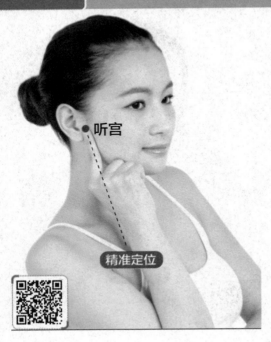

听宫

精准定位

听宫穴位于面部,耳屏前,下颌骨髁突的后方,张口时呈凹陷处。

功 效 主 治

功效:聪耳开窍,祛风止痛;主治:耳聋、耳鸣、牙痛、头痛等病症。

经 穴 疗 法

①**按摩:** 用拇指指腹揉按听宫穴100～200下,以局部有酸胀感为宜。

②**刮痧:** 用角刮法刮拭听宫穴1～3分钟,力度稍轻,可不出痧。

③**艾灸:** 用艾条雀啄灸听宫穴5～20分钟,以皮肤温热而无灼痛感为度。

老中医临床经验

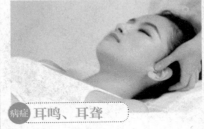

病症 **耳鸣、耳聋**

最佳疗法: 按摩
穴位配方: 听宫配翳风、外关

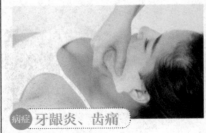

病症 **牙龈炎、齿痛**

最佳疗法: 刮痧
穴位配方: 听宫配颊车、合谷

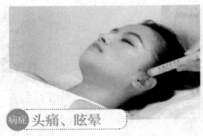

病症 **头痛、眩晕**

最佳疗法: 艾灸
穴位配方: 听宫配太阳、头维、合谷

足太阳膀胱经穴

循环路线

足太阳膀胱经起于睛明穴，并与督脉相会于百会穴，至项部左右分开向下。一支沿肩胛内侧，进入脊柱两旁的肌肉；另一支经肩胛内侧，从附分穴夹脊旁开3寸下行至髀枢，经大腿后侧穿过腓肠肌，出走于足外踝后，沿足背外侧缘至小趾外侧端，经气于至阴穴与足少阴肾经相接。

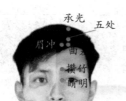

对应病症

泌尿生殖系统、呼吸系统、循环系统、消化系统的病症及经脉循行部位的病症。

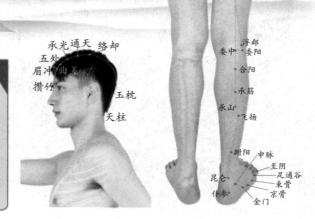

睛明 〉眼睛干涩揉睛明

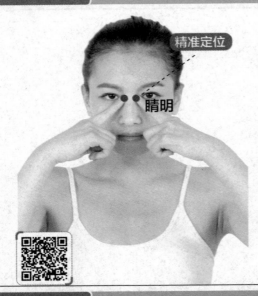

精准定位

睛明

睛明穴位于面部，目内眦角稍上方凹陷处。

功 效 主 治

功效：通络明目；主治：目赤肿痛、迎风流泪、视物不明、夜盲、近视等病症。

经 穴 疗 法

①**按摩**：用拇指指腹揉按睛明穴100下，以局部有酸胀感为宜。

②**刮痧**：用角刮法刮拭睛明穴1～3分钟，力度轻柔，以潮红为度。

攒竹 〉保护视力解疲劳

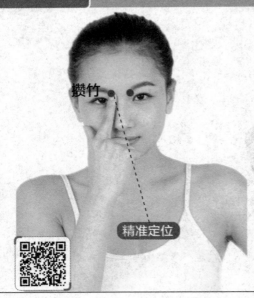

攒竹

精准定位

攒竹穴位于面部，当眉头陷中，眶上切迹处。

功 效 主 治

功效：清热明目，祛风通络；主治：头痛、面痛、眼睑跳动、视物不明等病症。

经 穴 疗 法

①**按摩**：用拇指指腹揉按攒竹穴100下，以局部有酸胀感为宜。

②**刮痧**：用角刮法刮拭攒竹穴1～3分钟，以潮红为度。

大杼 强健筋骨护颈椎

老中医临床经验

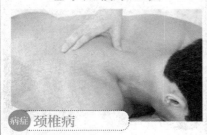

病症 颈椎病

最佳疗法： 按摩或艾灸
穴位配方： 大杼配夹脊、绝骨

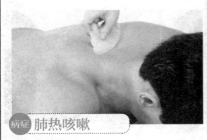

病症 肺热咳嗽

最佳疗法： 刮痧
穴位配方： 大杼配列缺、尺泽

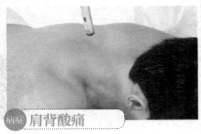

病症 肩背酸痛

最佳疗法： 艾灸或刮痧
穴位配方： 大杼配肩外俞

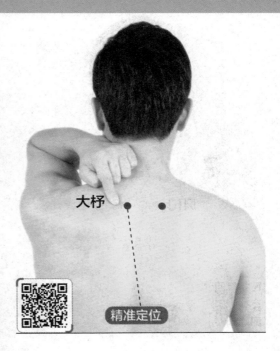

大杼

精准定位

大杼穴位于背部，第一胸椎棘突下，旁开1.5寸。

功 效 主 治

功效：强筋健骨，清热祛痛；主治：肩背疼痛、鼻塞、鼻渊、咳嗽、发热等病症。

经 穴 疗 法

①**按摩：** 用拇指指端揉按大杼穴100～200下，以局部有酸胀感为宜。
②**刮痧：** 用面刮法从上而下刮拭大杼穴1～3分钟，力度微重，以出痧为度。
③**艾灸：** 用艾条温和灸大杼穴5～20分钟，以皮肤温热而无灼痛感为度。

风门 > 善祛风邪治表证

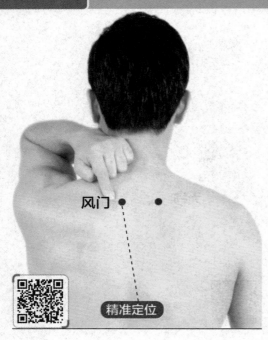

风门

精准定位

老中医临床经验

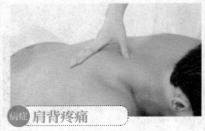

病症 **肩背疼痛**

最佳疗法：按摩或刮痧
穴位配方：风门配肩井、支沟

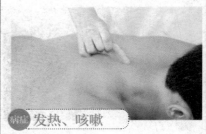

病症 **发热、咳嗽**

最佳疗法：刮痧
穴位配方：风门配合谷、外关

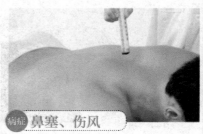

病症 **鼻塞、伤风**

最佳疗法：艾灸
穴位配方：风门配迎香、肺俞

风门穴位于背部，第二胸椎棘突下，旁开1.5寸。

功 效 主 治

功效：宣肺解表，益气固表；主治：伤风咳嗽、感冒发热、头痛、项强等病症。

经 穴 疗 法

①**按摩：**用拇指指腹揉按风门穴100~200下，以局部有酸胀感为宜。
②**刮痧：**用面刮法刮拭风门穴1~3分钟，力度微重，以出痧为度。
③**艾灸：**用艾条温和灸风门穴5~20分钟，以皮肤温热而无灼痛感为度。

肺俞 > 调理肺气防肺疾

老中医临床经验

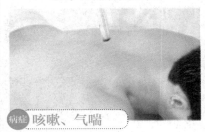

病症 咳嗽、气喘

最佳疗法： 艾灸或按摩

穴位配方： 肺俞配中府

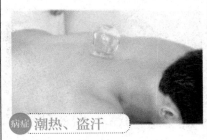

病症 潮热、盗汗

最佳疗法： 拔罐

穴位配方： 肺俞配膏肓、三阴交

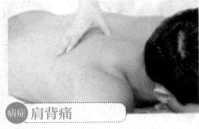

病症 肩背痛

最佳疗法： 按摩或拔罐

穴位配方： 肺俞配肩髃

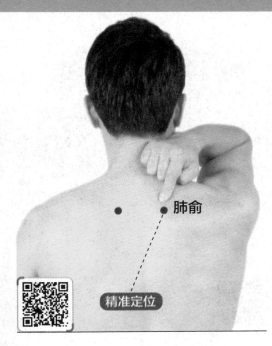

肺俞

精准定位

肺俞穴位于背部，第三胸椎棘突下，旁开1.5寸。

功 效 主 治

功效：调补肺气，补虚清热；主治：肩背疼痛、胸闷、咳嗽、气喘等病症。

经 穴 疗 法

①**艾灸：** 用艾条温和灸肺俞穴5~20分钟，以皮肤温热而无灼痛感为度。

②**拔罐：** 将火罐扣在肺俞穴上，留罐10分钟，以局部皮肤泛红、充血为度。

③**按摩：** 用拇指指腹揉按肺俞穴100~200下，以局部有酸胀感为宜。

心俞 养心安神补气血

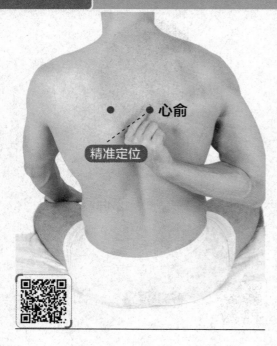

心俞

精准定位

老中医临床经验

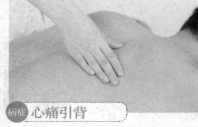

病症 心痛引背

最佳疗法：按摩或艾灸
穴位配方：心俞配巨阙

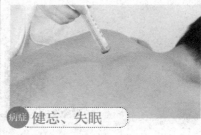

病症 健忘、失眠

最佳疗法：艾灸
穴位配方：心俞配神门、三阴交

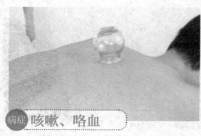

病症 咳嗽、咯血

最佳疗法：拔罐
穴位配方：心俞配太渊、孔最

心俞穴位于背部，第五胸椎棘突下，旁开1.5寸。

功 效 主 治

功效：宽胸理气，通络安神；主治：心痛、心悸、失眠、健忘等病症。

经 穴 疗 法

①**按摩：**用拇指指端揉按心俞穴100~200下，以局部有酸胀感为度。
②**艾灸：**用艾条温和灸心俞穴5~20分钟，以皮肤温热而无灼痛感为度。
③**拔罐：**将火罐扣在心俞穴上，留罐10分钟，以局部皮肤泛红、充血为度。

膈俞 〉活血化瘀补气血

老中医临床经验

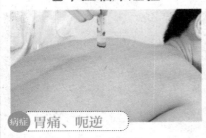

病症 **胃痛、呃逆**

最佳疗法： 艾灸或按摩
穴位配方： 膈俞配中脘、内关

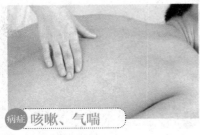

病症 **咳嗽、气喘**

最佳疗法： 按摩
穴位配方： 膈俞配肺俞、膻中

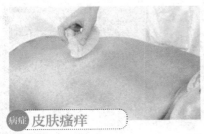

病症 **皮肤瘙痒**

最佳疗法： 刮痧
穴位配方： 膈俞配曲池、三阴交

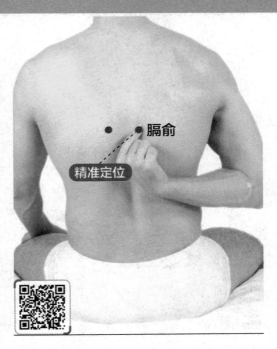

膈俞

精准定位

膈俞穴位于背部，第七胸椎棘突下，旁开1.5寸。

功 效 主 治

功效：养血和营，理气止痛；主治：气喘、呕吐、咳嗽、咯血、吐血、潮热等病症。

经 穴 疗 法

①**艾灸：** 用艾条温和灸膈俞穴5～20分钟，以皮肤温热而无灼痛感为度。
②**按摩：** 用拇指指腹揉按膈俞穴100～200下，以局部有酸胀感为度。
③**刮痧：** 用面刮法刮拭膈俞穴1～3分钟，力度微重，以出痧为度。

肝俞 > 疏肝利胆功效佳

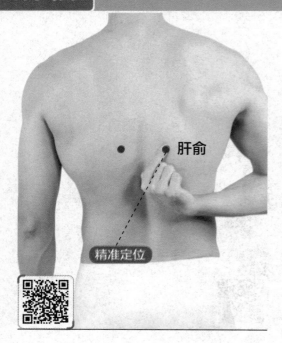

肝俞

精准定位

肝俞穴位于背部，第九胸椎棘突下，旁开1.5寸。

功效主治

功效：通络利咽，疏肝理气；主治：黄疸、胁痛、目赤、目眩、癫狂痫等病症。

经穴疗法

①**刮痧**：用面刮法刮拭肝俞穴1~3分钟，力度微重，以出痧为度。

②**艾灸**：用艾条温和灸肝俞穴5~20分钟，以皮肤温热而无灼痛感为度。

③**按摩**：用拇指指腹揉按肝俞穴100~200下，以局部有酸胀感为度。

老中医临床经验

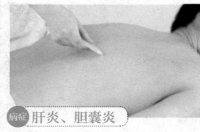

病症 **肝炎、胆囊炎**

最佳疗法： 刮痧

穴位配方： 肝俞配期门、日月

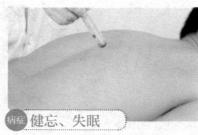

病症 **健忘、失眠**

最佳疗法： 艾灸

穴位配方： 肝俞配肾俞、太溪

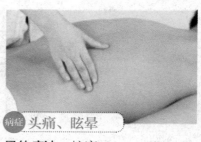

病症 **头痛、眩晕**

最佳疗法： 按摩

穴位配方： 肝俞配百会、太冲

胆俞 善治胆病威力强

老中医临床经验

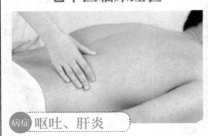

病症 呕吐、肝炎

最佳疗法：按摩
穴位配方：胆俞配阳陵泉、太冲

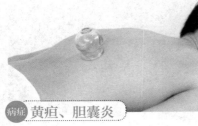

病症 黄疸、胆囊炎

最佳疗法：拔罐
穴位配方：胆俞配日月

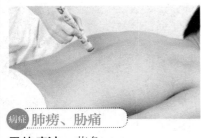

病症 肺痨、胁痛

最佳疗法：艾灸
穴位配方：胆俞配期门、肺俞、三阴交

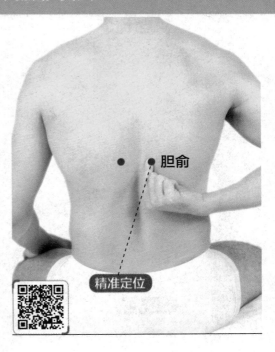

胆俞

精准定位

胆俞穴位于背部，第十胸椎棘突下，旁开1.5寸。

功 效 主 治

功效：疏肝利胆，清热化湿；主治：胆囊炎、胆结石、肝炎等病症。

经 穴 疗 法

①**按摩：**用拇指指腹揉按胆俞穴100～200下，以局部有酸胀感为度。
②**拔罐：**将火罐扣在胆俞穴上，留罐10分钟，以局部皮肤泛红、充血为度。
③**艾灸：**用艾条温和灸胆俞穴5～20分钟，以皮肤温热而无灼痛感为度。

脾俞 › 益气健脾消化好

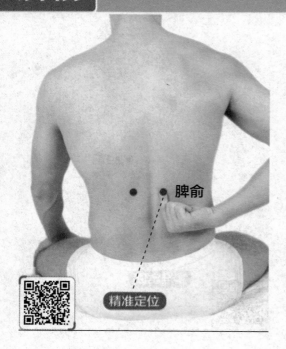

脾俞

精准定位

脾俞穴位于背部，第十一胸椎棘突下，旁开1.5寸。

功 效 主 治

功效：健脾和胃；主治：腹胀、腹痛、呕吐、泄泻、胃痛等病症。

经 穴 疗 法

①**刮痧**：用面刮法从内向外刮拭脾俞穴3～5分钟，以出痧为度。
②**按摩**：用拇指指腹揉按脾俞穴100～200下，以局部有酸胀感为度。
③**艾灸**：用艾条温和灸脾俞穴5～20分钟，以皮肤温热而无灼痛感为度。

老中医临床经验

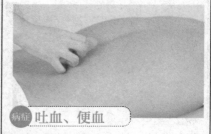

病症 吐血、便血

最佳疗法：刮痧
穴位配方：脾俞配膈俞、大椎

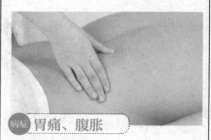

病症 胃痛、腹胀

最佳疗法：按摩
穴位配方：脾俞配胃俞、章门

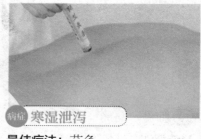

病症 寒湿泄泻

最佳疗法：艾灸
穴位配方：脾俞配中脘、关元、天枢

胃俞 〉肠胃疾患找胃俞

老中医临床经验

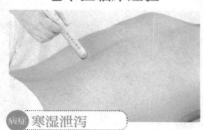

病症 寒湿泄泻

最佳疗法： 艾灸

穴位配方： 胃俞配关元、上巨虚、三阴交

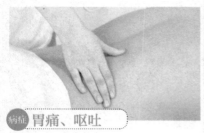

病症 胃痛、呕吐

最佳疗法： 按摩

穴位配方： 胃俞配中脘

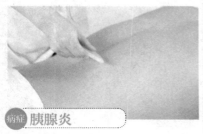

病症 胰腺炎

最佳疗法： 刮痧

穴位配方： 胃俞配内关、梁丘

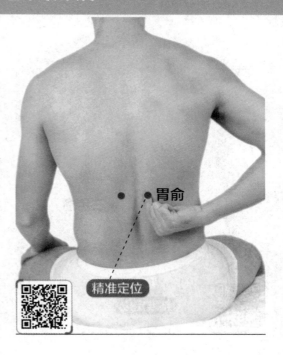

胃俞

精准定位

胃俞穴位于背部，第十二胸椎棘突下，旁开1.5寸.

功效主治

功效：和胃降逆，健脾助运；主治：胃炎、消化不良、胃寒证、胃脘痛等病症。

经穴疗法

①**艾灸：** 用艾条温和灸胃俞穴5～20分钟，以皮肤温热而无灼痛感为度。

②**按摩：** 用拇指指腹揉按胃俞穴100～200下，以局部有酸胀感为度。

③**刮痧：** 用面刮法从上至下刮拭胃俞穴3～5分钟，以出痧为度。

三焦俞 > 通调三焦利水湿

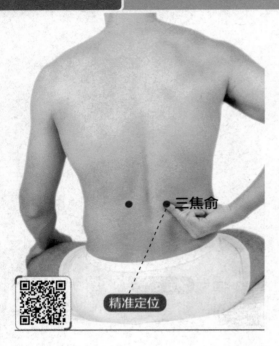

精准定位

三焦俞穴位于腰部，第一腰椎棘突下，旁开1.5寸。

功效主治

功效：通调水道，利水强腰；主治：腹胀、肠鸣、小便不利、水肿等病症。

经穴疗法

①**艾灸**：用艾条温和灸三焦俞穴5～20分钟，以皮肤温热而无灼痛感为度。

②**拔罐**：将火罐扣在三焦俞穴上，留罐10分钟，以局部皮肤泛红、充血为度。

③**按摩**：用拇指指腹揉按三焦俞穴1～3分钟，以局部有酸胀感为度。

老中医临床经验

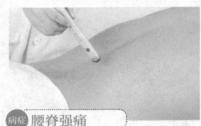

病症 腰脊强痛

最佳疗法：艾灸
穴位配方：三焦俞配身柱、命门

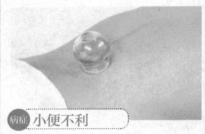

病症 小便不利

最佳疗法：拔罐或艾灸
穴位配方：三焦俞配石门、复溜

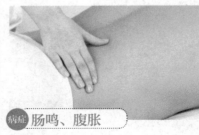

病症 肠鸣、腹胀

最佳疗法：按摩
穴位配方：三焦俞配气海、大肠俞

肾俞 〉强肾护肾有奇功

老中医临床经验

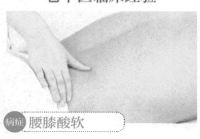

病症 **腰膝酸软**

最佳疗法： 按摩或艾灸
穴位配方： 肾俞配命门、委中、三阴交、血海

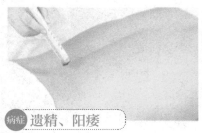

病症 **遗精、阳痿**

最佳疗法： 艾灸或按摩
穴位配方： 肾俞配命门、京门、足三里

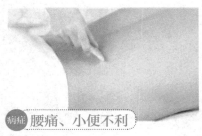

病症 **腰痛、小便不利**

最佳疗法： 刮痧
穴位配方： 肾俞配关元、腰阳关、三阴交

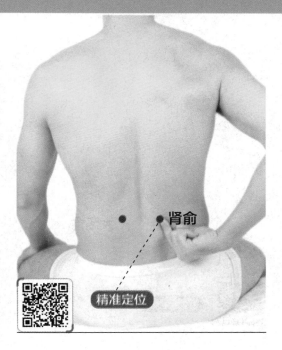

肾俞

精准定位

肾俞穴位于腰部，第二腰椎棘突下，旁开1.5寸。

功 效 主 治

功效：益肾助阳；主治：小便不利、水肿、月经不调、阳痿、遗精、腰膝酸软等病症。

经 穴 疗 法

①按摩：用拇指指腹揉按肾俞穴100～200下，以局部有酸胀感为度。
②艾灸：用艾条温和灸肾俞穴5～20分钟，以皮肤温热而无灼痛感为度。
③刮痧：用面刮法从上而下刮拭肾俞穴1～3分钟，力度微重，以出痧为度。

大肠俞 > 调理肠腑治早泄

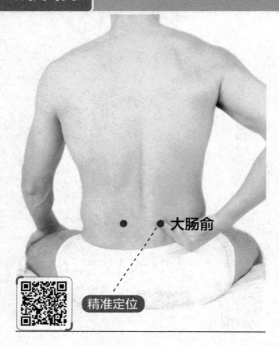

大肠俞

精准定位

大肠俞穴位于腰部，第四腰椎棘突下，旁开1.5寸。

功 效 主 治

功效：理气降逆，温里和胃；主治：腰背酸冷、早泄、腹痛、便秘、泄泻等病症。

经 穴 疗 法

①**刮痧**：用面刮法从上而下刮拭大肠俞穴1~3分钟，力度微重，以出痧为度。
②**按摩**：用拇指指腹揉按大肠俞穴100~200下，以局部有酸胀感为度。
③**艾灸**：用艾条温和灸大肠俞穴5~20分钟，以皮肤温热而无灼痛感为度。

老中医临床经验

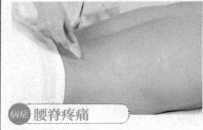

病症 腰脊疼痛

最佳疗法： 刮痧
穴位配方： 大肠俞配腰阳关、至阳

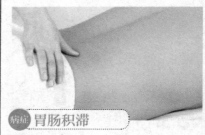

病症 胃肠积滞

最佳疗法： 按摩或刮痧
穴位配方： 大肠俞配天枢

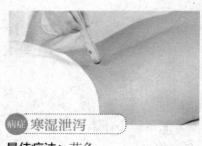

病症 寒湿泄泻

最佳疗法： 艾灸
穴位配方： 大肠俞配腰阳关、命门、关元

膀胱俞 > 通调小便治遗尿

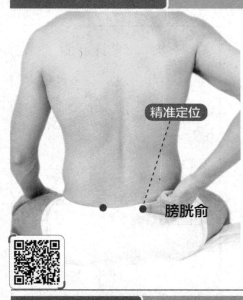

精准定位

膀胱俞

膀胱俞穴位于骶部，当骶正中嵴旁1.5寸，平第二骶后孔。

功 效 主 治

功效：清热利湿，通经活络；主治：尿频、尿痛、泄泻、便秘、遗尿等病症。

经 穴 疗 法

①**按摩：**用拇指指腹揉按膀胱俞穴100下，以局部有酸胀感为度。

②**艾灸：**用艾条温和灸膀胱俞穴5～20分钟，以皮肤温热而无灼痛感为度。

八髎 > 保养肾脏利腰腿

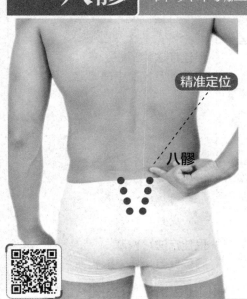

精准定位

八髎

八髎穴位于腰骶孔处，左右共八个，分别在第一、二、三、四骶后孔中。

功 效 主 治

功效：调理下焦，强腰利膝；主治：月经不调、痛经、带下、阳痿、腰腿痛等病症。

经 穴 疗 法

①**按摩：**用拇指指腹揉按八髎穴100下，以局部有酸胀感为度。

②**艾灸：**用艾条温和灸八髎穴5～20分钟，以皮肤温热而无灼痛感为度。

委中 舒筋活络治腰背

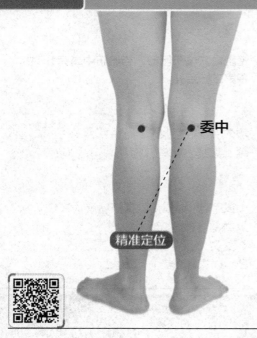

委中

精准定位

委中穴位于腘横纹中点，当股二头肌腱与半腱肌肌腱的中间。

功效主治

功效：舒筋活络，凉血解毒；主治：头痛、恶风寒、小便不利、腰背痛、遗尿等病症。

经穴疗法

①艾灸：用艾条温和灸委中穴5～20分钟，以皮肤温热而无灼痛感为度。

②刮痧：用面刮法刮拭委中穴3～5分钟，力度轻柔，以潮红为度。

③按摩：用拇指指腹揉按委中穴100～200下，以局部有酸胀感为度。

老中医临床经验

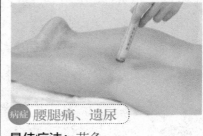

病症 腰腿痛、遗尿

最佳疗法： 艾灸

穴位配方： 委中配肾俞、腰阳关

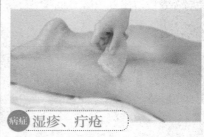

病症 湿疹、疔疮

最佳疗法： 刮痧

穴位配方： 委中配曲池、风市

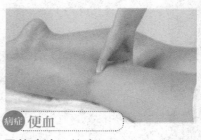

病症 便血

最佳疗法： 按摩

穴位配方： 委中配长强、上巨虚

志室 保养肾脏利腰腿

老中医临床经验

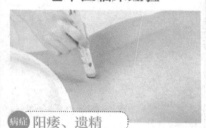

病症 阳痿、遗精

最佳疗法： 艾灸
穴位配方： 志室配肾俞、关元

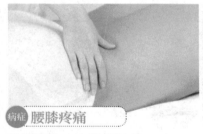

病症 腰膝疼痛

最佳疗法： 按摩或刮痧
穴位配方： 志室配命门、委中

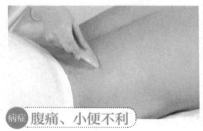

病症 腹痛、小便不利

最佳疗法： 刮痧或艾灸
穴位配方： 志室配关元、膀胱俞、复溜

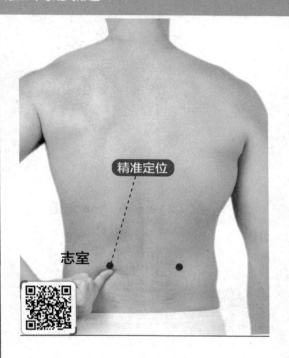

精准定位

志室

志室穴位于腰部，当第二腰椎棘突下，旁开3寸。

功 效 主 治

功效：益肾固精，强壮腰膝；主治：阳痿、遗精、腹痛、小便不利、水肿等病症。

经 穴 疗 法

①**艾灸：** 用艾条温和灸志室穴5～20分钟，以皮肤温热而无灼痛感为度。
②**按摩：** 用拇指指腹揉按志室穴100～200下，以局部有酸胀感为度。
③**刮痧：** 用面刮法从上向下刮拭志室穴3～5分钟，以出痧为度。

承山 小腿抽筋常用它

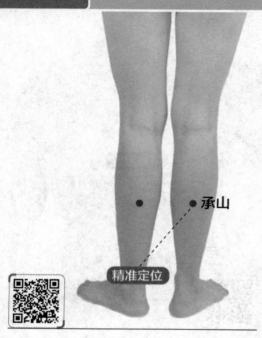

承山

精准定位

承山穴位于小腿后面正中，当伸直小腿时腓肠肌，肌腹下出现尖角凹陷处。

功效主治

功效：理气止痛，舒筋活络；主治：腹痛、便秘、腓肠肌痉挛、小腿疼痛等病症。

经穴疗法

①**艾灸**：用艾条温和灸承山穴5~20分钟，以热感循经传导、气至病所为佳。
②**拔罐**：将气罐吸附在承山穴上，留罐10分钟，以局部皮肤充血为度。
③**按摩**：用拇指指腹揉按承山穴100~200下，以局部有酸胀感为度。

老中医临床经验

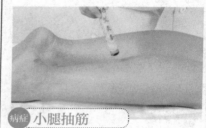

病症 **小腿抽筋**

最佳疗法：艾灸
穴位配方：承山配环跳、阳陵泉

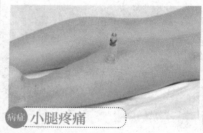

病症 **小腿疼痛**

最佳疗法：拔罐
穴位配方：承山配委中、足三里

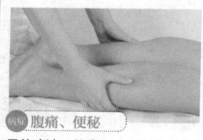

病症 **腹痛、便秘**

最佳疗法：按摩
穴位配方：承山配秩边、大肠俞

昆仑 > 舒筋通络疗足痛

老中医临床经验

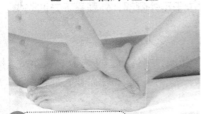

病症 头痛、惊痫

最佳疗法： 按摩
穴位配方： 昆仑配风池、后溪

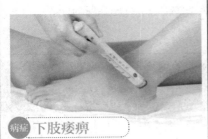

病症 下肢痿痹

最佳疗法： 艾灸
穴位配方： 昆仑配风市、阳陵泉

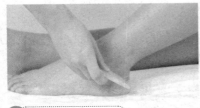

病症 颈项强痛

最佳疗法： 刮痧
穴位配方： 昆仑配列缺、大椎、
风池、肩井

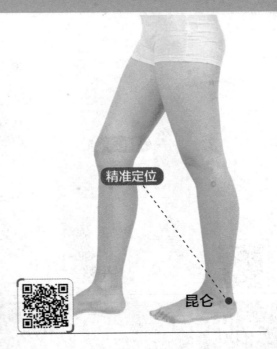

精准定位

昆仑

昆仑穴位于外踝后方，外踝尖与跟腱之间的凹陷处。

功 效 主 治

功效：清热安神，舒筋活络；主治：目眩、头痛、颈项强痛、腰痛、足跟痛等病症。

经 穴 疗 法

①**按摩：** 用拇指指腹揉按昆仑穴100下，以局部有酸胀感为度。
②**艾灸：** 用艾条温和灸昆仑穴5～20分钟，以皮肤温热而无灼痛感为度。
③**刮痧：** 用角刮法刮拭昆仑穴3～5分钟，以出痧为度。

申脉 补益阳气祛身寒

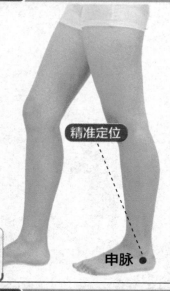

精准定位

申脉

申脉穴位于足外侧部，外踝直下方凹陷中。

功效主治

功效：舒筋活络，通利关节；主治：下肢麻木、转侧不利、瘫痪等病症。

经穴疗法

①**按摩：**用拇指指腹揉按申脉穴100～200下，以局部有酸胀感为度。

②**艾灸：**用艾条温和灸申脉穴5～20分钟，以热感循经传导、气至病所为佳。

至阴 矫正胎位有奇功

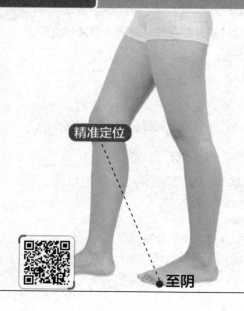

精准定位

至阴

至阴穴位于足小趾末节外侧，距趾甲角0.1寸。

功效主治

功效：正胎催产，清头明目；主治：头痛、胎位不正等病症。

经穴疗法

①**按摩：**用拇指指腹揉按至阴穴100～200下，以局部有酸胀感为度。

②**艾灸：**用艾条温和灸至阴穴5～20分钟，以皮肤温热而无灼痛感为度。

足少阴肾经穴

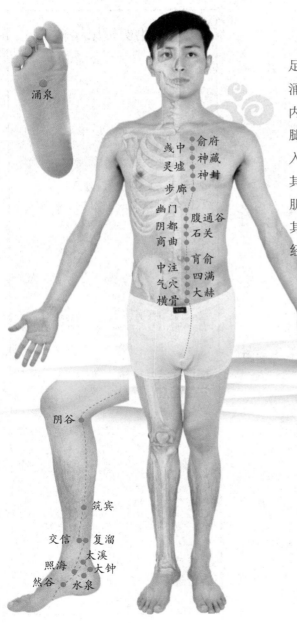

涌泉

俞府
中　或中　神藏
灵墟　神封
步廊
幽门　腹通谷
阴都　石关
商曲　肓俞
中注　四满
气穴　大赫
横骨

阴谷

筑宾

交信　复溜
太溪
照海　大钟
然谷　水泉

涌泉 > 养生防病万金油

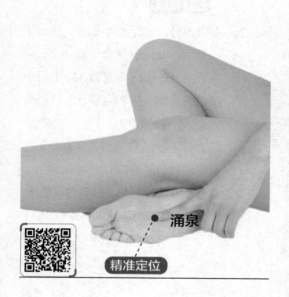

涌泉

精准定位

涌泉穴位于足底二、三趾趾缝纹头端与足跟连线的前1/3与后2/3交点上。

功效主治

功效：平肝息风，滋阴益肾；主治：头顶痛、头晕、咽喉痛、足心热、晕厥等病症。

经穴疗法

①**艾灸**：用艾条温和灸涌泉穴5～20分钟，以热感循经传导、气至病所为佳。
②**拔罐**：将气罐吸附在涌泉穴上，留罐15分钟，以局部皮肤潮红为度。
③**按摩**：用拇指指腹揉按涌泉穴100～200下，以局部有酸胀感为度。

老中医临床经验

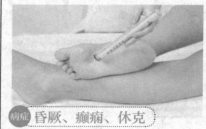

病症 **昏厥、癫痫、休克**

最佳疗法： 艾灸或按摩
穴位配方： 涌泉配百会、人中

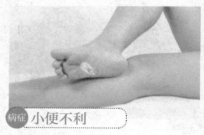

病症 **小便不利**

最佳疗法： 拔罐
穴位配方： 涌泉配肾俞、膀胱俞

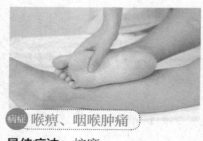

病症 **喉痹、咽喉肿痛**

最佳疗法： 按摩
穴位配方： 涌泉配少商、合谷

太溪 〉壮阳益肾利腰腿

老中医临床经验

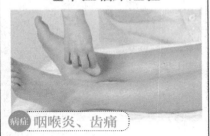

病症 咽喉炎、齿痛

最佳疗法: 刮痧
穴位配方: 太溪配少泽

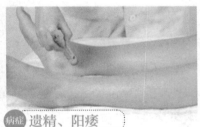

病症 遗精、阳痿

最佳疗法: 艾灸
穴位配方: 太溪配肾俞、志室

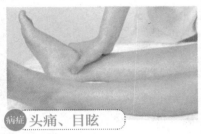

病症 头痛、目眩

最佳疗法: 按摩
穴位配方: 太溪配飞扬、百会

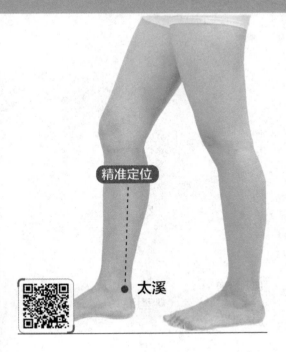

精准定位

太溪

太溪穴位于足内侧，内踝后方，当内踝尖与跟腱之间的凹陷处。

功 效 主 治

功效：壮阳强腰，滋阴益肾；主治：头痛、牙痛、耳鸣、月经不调、遗精等病症。

经 穴 疗 法

①**刮痧：** 用点按法垂直刮拭太溪穴30下，以出痧为度。
②**艾灸：** 用艾条温和灸太溪穴5～20分钟，以皮肤温热而无灼痛感为度。
③**按摩：** 用拇指指端揉按太溪穴100～200下，以局部有酸胀感为度。

照海 滋阴益肾调三焦

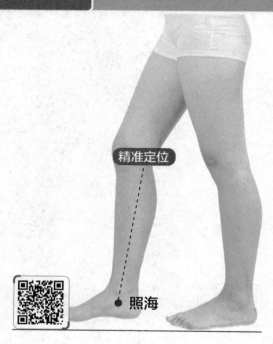

精准定位

照海

照海穴位于足内侧，内踝尖下1寸，内踝下缘边际凹陷中。

功效主治

功效：滋阴清热，调经止痛；主治：咽喉干燥、失眠、月经不调、痛经、阴挺等病症。

经穴疗法

①**刮痧：**用角刮法从上向下刮拭照海穴3~5分钟，以出痧为度。

②**艾灸：**用艾条温和灸照海穴5~20分钟，以皮肤温热而无灼痛感为度。

③**按摩：**用拇指指腹揉按照海穴100~200下，以局部有酸胀感为度。

老中医临床经验

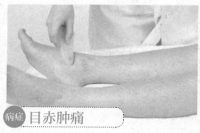

病症 目赤肿痛

最佳疗法：刮痧

穴位配方：照海配合谷、列缺

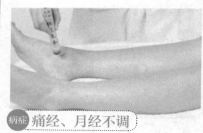

病症 痛经、月经不调

最佳疗法：艾灸

穴位配方：照海配中极、三阴交

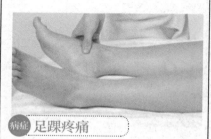

病症 足踝疼痛

最佳疗法：按摩

穴位配方：照海配昆仑、解溪

复溜 调节肾经消水肿

老中医临床经验

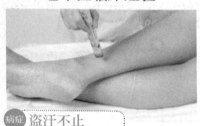

病症 盗汗不止

最佳疗法： 艾灸

穴位配方： 复溜配后溪、阴郄

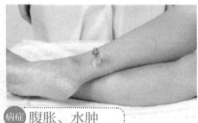

病症 腹胀、水肿

最佳疗法： 拔罐

穴位配方： 复溜配肝俞、脾俞、三焦俞

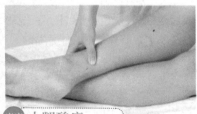

病症 小腿酸痛

最佳疗法： 按摩

穴位配方： 复溜配昆仑、委中、承山

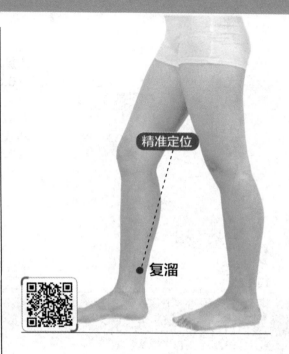

精准定位

复溜

复溜穴位于小腿内侧，内踝尖上2寸，跟腱的前方。

功 效 主 治

功效：补肾益阴，温阳利水；主治：水肿、腹胀、腹泻、肾炎、尿路感染等病症。

经 穴 疗 法

①**艾灸：** 用艾条温和灸复溜穴5～20分钟，以皮肤温热而无灼痛感为度。

②**拔罐：** 将气罐吸附在复溜穴上，留罐10分钟，以局部皮肤潮红、充血为度。

③**按摩：** 用拇指指腹揉按复溜穴100～200下，以局部有酸胀感为度。

大赫 > 益肾固精增情趣

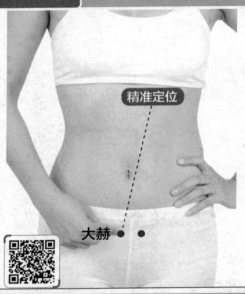

精准定位

大赫

大赫穴位于腹部，脐中下4寸，前正中线旁开0.5寸。

功 效 主 治

功效：调经止带，益肾助阳；主治：子宫脱垂、遗精、月经不调、阳痿等病症。

经 穴 疗 法

①按摩：用食指指腹轻轻压揉大赫穴1～3分钟，以局部有酸胀感为度。

②刮痧：用角刮法刮拭大赫穴3分钟，以局部皮肤潮红为度。

肓俞 > 润肠通便止腹痛

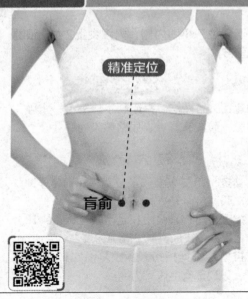

精准定位

肓俞

肓俞穴位于腹中部，当脐中旁开0.5寸。

功 效 主 治

功效：固肾滋阴，理气止痛；主治：便秘、疝气、月经不调、脐痛、呕吐等病症。

经 穴 疗 法

①按摩：用拇指指腹揉按肓俞穴100～200下，以局部有酸胀感为度。

②艾灸：用艾条温和灸肓俞穴5～20分钟，以皮肤温热而无灼痛感为度。

手厥阴心包经穴

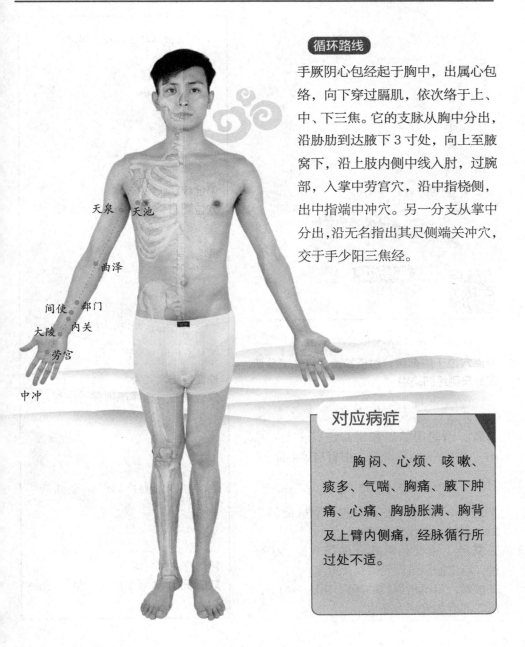

循环路线

手厥阴心包经起于胸中，出属心包络，向下穿过膈肌，依次络于上、中、下三焦。它的支脉从胸中分出，沿胁肋到达腋下 3 寸处，向上至腋窝下，沿上肢内侧中线入肘，过腕部，入掌中劳宫穴，沿中指桡侧，出中指端中冲穴。另一分支从掌中分出，沿无名指出其尺侧端关冲穴，交于手少阳三焦经。

天泉　天池

曲泽

间使　郄门

大陵　内关

劳宫

中冲

对应病症

胸闷、心烦、咳嗽、痰多、气喘、胸痛、腋下肿痛、心痛、胸胁胀满、胸背及上臂内侧痛，经脉循行所过处不适。

曲泽 > 强化血管护心脑

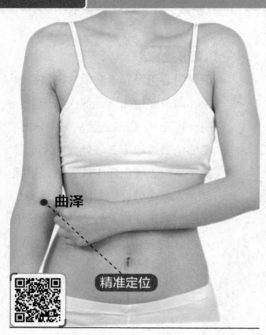

● 曲泽

精准定位

曲泽穴位于肘前区，肘横纹上，当肱二头肌腱的尺侧缘凹陷中。

功效主治

功效：清暑泻热，和胃降逆；主治：心痛、胃疼、呕吐、烦躁、肘臂痛等病症。

经穴疗法

①刮痧：用角刮法从上向下刮拭曲泽穴3～5分钟，以出痧为度。

②艾灸：用艾条温和灸曲泽穴5～20分钟，以皮肤温热而无灼痛感为度。

③按摩：用拇指弹拨曲泽穴100～200下，以局部有酸痛感为度。

老中医临床经验

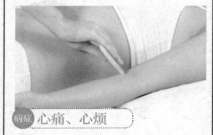

病症 心痛、心烦

最佳疗法：刮痧

穴位配方：曲泽配内关、大陵

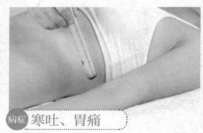

病症 寒吐、胃痛

最佳疗法：艾灸

穴位配方：曲泽配内关、中脘、足三里

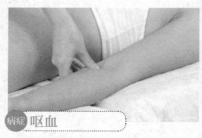

病症 呕血

最佳疗法：按摩

穴位配方：曲泽配神门、鱼际、孔最

间使 宽胸解郁治热病

老中医临床经验

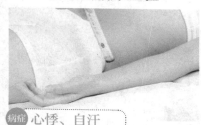

病症 心悸、自汗

最佳疗法： 艾灸

穴位配方： 间使配心俞

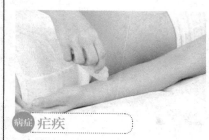

病症 疟疾

最佳疗法： 刮痧

穴位配方： 间使配大杼

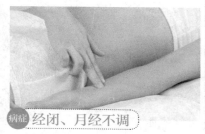

病症 经闭、月经不调

最佳疗法： 按摩

穴位配方： 间使配子宫、三阴交

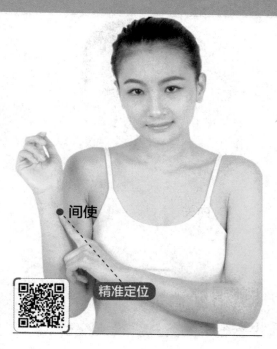

间使

精准定位

间使穴位于前臂掌侧，当曲泽与大陵的连线上，腕横纹上3寸。

功 效 主 治

功效：宽胸和胃，清心安神；主治：心悸、胃痛、呕吐、热病、烦躁等病症。

经 穴 疗 法

①**艾灸**：用艾条温和灸间使穴5～20分钟，以皮肤温热而无灼痛感为度。

②**刮痧**：用角刮法从上向下刮拭间使穴3～5分钟，以出痧为度。

③**按摩**：用食指、中指指腹揉按间使穴100～200下，以局部有酸胀感为度。

内关 > 保健心脏治胃病

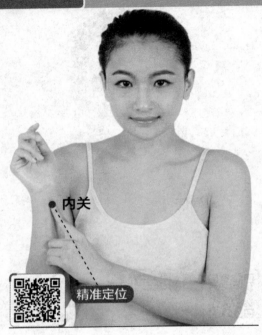

内关

精准定位

老中医临床经验

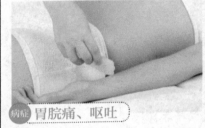

病症 **胃脘痛、呕吐**

最佳疗法： 刮痧或按摩
穴位配方： 内关配中脘、足三里

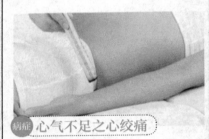

病症 **心气不足之心绞痛**

最佳疗法： 艾灸
穴位配方： 内关配合谷、三阴交

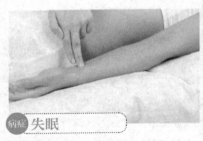

病症 **失眠**

最佳疗法： 按摩
穴位配方： 内关配神门

内关穴位于前臂掌侧，当曲泽与大陵的连线上，腕横纹上2寸。

功 效 主 治

功效：宁心安神，和胃理气；主治：心痛、心悸、胃痛、呕吐、肘臂痛等病症。

经 穴 疗 法

①**刮痧：** 用角刮法从上向下刮拭内关穴3~5分钟，以出痧为度。
②**艾灸：** 用艾条温和灸内关穴5~20分钟，以皮肤温热而无灼痛感为度。
③**按摩：** 用食指、中指指腹揉按内关穴100~200下，以局部有酸胀感为度。

大陵 > 安神定志护手腕

老中医临床经验

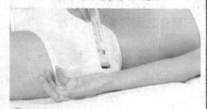

病症 心绞痛、失眠

最佳疗法：艾灸或按摩
穴位配方：大陵配劳宫

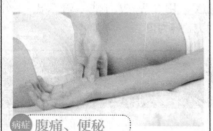

病症 腹痛、便秘

最佳疗法：按摩
穴位配方：大陵配外关、支沟

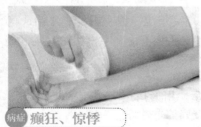

病症 癫狂、惊悸

最佳疗法：刮痧
穴位配方：大陵配水沟、间使、心俞、丰隆

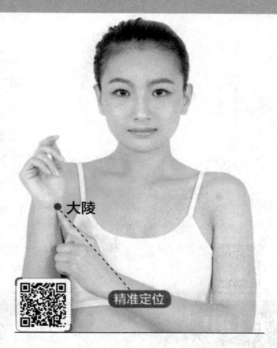

● 大陵

精准定位

大陵穴位于腕掌横纹的中点处，当掌长肌腱与桡侧腕屈肌腱之间。

功效主治

功效：宁心安神，和胃通络；主治：心悸、胃痛、神经衰弱、腕关节疼痛等病症。

经穴疗法

①**艾灸：**用艾条温和灸大陵穴5～20分钟，以皮肤温热而无灼痛感为度。
②**按摩：**用拇指指端揉按大陵穴100～200下，以局部有酸胀感为度。
③**刮痧：**用角刮法从上向下刮拭大陵穴3～5分钟，以出痧为度。

劳宫 > 清热安神解疲劳

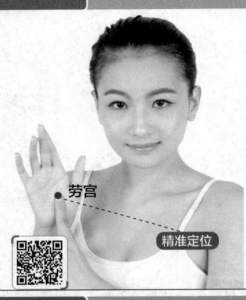

劳宫

精准定位

劳宫穴位于掌区，平第三掌指关节近端，第二、三掌骨之间偏于第三掌骨。

功 效 主 治

功效：清心泻热，开窍醒神；主治：脑卒中昏迷、中暑、心痛、口疮等病症。

经 穴 疗 法

①**按摩：** 用拇指指腹揉按劳宫穴100~200下，以局部有酸胀感为度。

②**刮痧：** 用角刮法刮拭劳宫穴3~5分钟，以出痧为度。

中冲 > 散热降温疗心疾

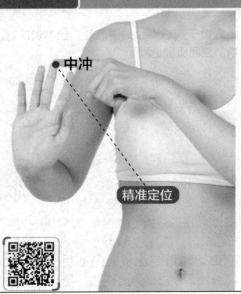

中冲

精准定位

中冲穴位于手指，中指末端最高点。

功 效 主 治

功效：清心泻热，醒厥开窍；主治：脑卒中昏迷、舌强不语、中暑、昏厥等病症。

经 穴 疗 法

①**按摩：** 用拇指指尖掐按中冲穴1~2分钟，以局部有酸痛感为度。

②**刮痧：** 用角刮法刮拭中冲穴3~5分钟，以出痧为度。

手少阳三焦经穴

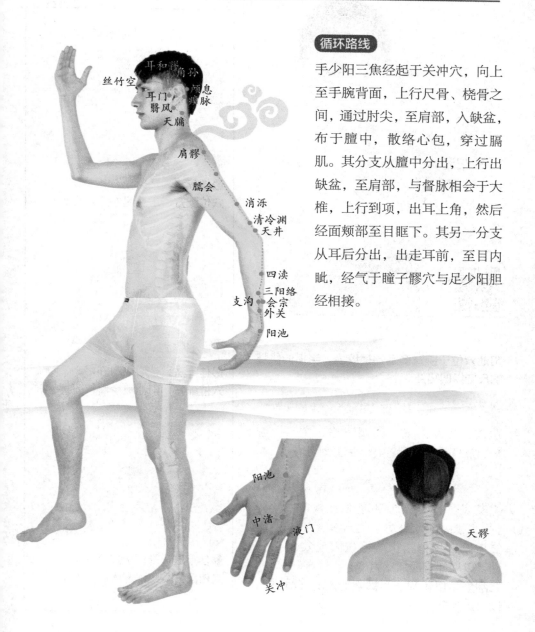

手少阳三焦经起于关冲穴，向上至手腕背面，上行尺骨、桡骨之间，通过肘尖，至肩部，入缺盆，布于膻中，散络心包，穿过膈肌。其分支从膻中分出，上行出缺盆，至肩部，与督脉相会于大椎，上行到项，出耳上角，然后经面颊部至目眶下。其另一分支从耳后分出，出走耳前，至目内眦，经气于瞳子髎穴与足少阳胆经相接。

耳和髎　角孙
丝竹空
颅息
耳门　　瘈脉
瘈风
天牖
肩髎
臑会
消泺
清冷渊
天井
四渎
三阳络
支沟　会宗
外关
阳池

阳池
中渚　液门
关冲

天髎

阳池 > 手足暖炉阳池穴

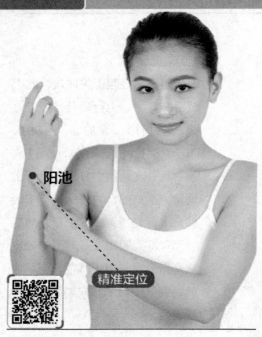

阳池

精准定位

阳池穴位于腕背侧远端横纹上，当指伸肌腱的尺侧缘凹陷处。

功效主治

功效：生发阳气，通调三焦；主治：腕痛、肩臂痛、手足逆冷、耳聋等病症。

经穴疗法

①**艾灸**：用艾条温和灸阳池穴5～20分钟，以热感循经传导、气至病所为佳。

②**按摩**：用拇指指端掐按阳池穴1～2分钟，以局部有酸痛感为度。

③**刮痧**：用角刮法刮拭阳池穴3～5分钟，以出痧为度。

老中医临床经验

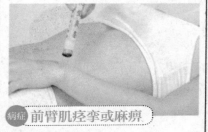

病症 前臂肌痉挛或麻痹

最佳疗法：艾灸

穴位配方：阳池配外关、曲池

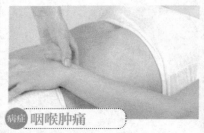

病症 咽喉肿痛

最佳疗法：按摩或刮痧

穴位配方：阳池配少商、廉泉

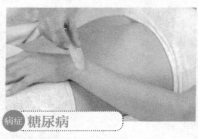

病症 糖尿病

最佳疗法：刮痧或按摩

穴位配方：阳池配脾俞、太溪

外关 > 清火泻热益上肢

老中医临床经验

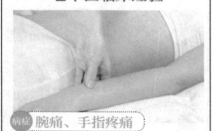

病症 腕痛、手指疼痛

最佳疗法： 按摩或艾灸
穴位配方： 外关配阳池、中渚

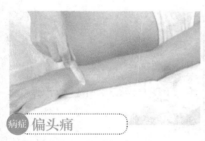

病症 偏头痛

最佳疗法： 刮痧或按摩
穴位配方： 外关配太阳、率谷

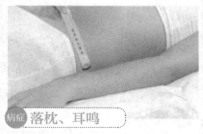

病症 落枕、耳鸣

最佳疗法： 艾灸或刮痧
穴位配方： 外关配后溪、足临泣

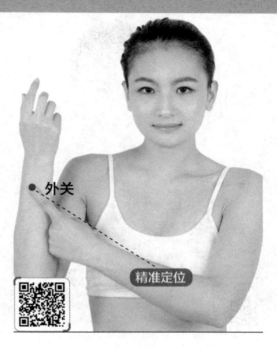

外关

精准定位

外关穴位于前臂背侧，当阳池与肘尖的连线上，腕背横纹上2寸。

功效主治

功效：清热解表，通经活络；主治：热病、头痛、颊痛、耳鸣、目赤肿痛、手颤等病症。

经穴疗法

①**按摩：** 用拇指指尖掐按外关穴100下，以局部有酸痛感为度。
②**刮痧：** 用面刮法从上向下刮拭外关穴3~5分钟，以出痧为度。
③**艾灸：** 用艾条温和灸外关穴5~20分钟，以皮肤温热而无灼痛感为度。

支沟 治疗便秘一身轻

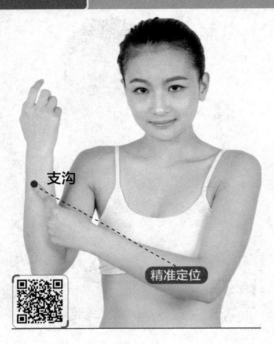

支沟

精准定位

支沟穴位于前臂背侧，腕背横纹上3寸，尺骨与桡骨之间。

功效主治

功效：清利三焦，通腑降逆；主治：耳鸣、肩背酸痛、呕吐、习惯性便秘等病症。

经穴疗法

①**艾灸**：用艾条温和灸支沟穴5～20分钟，以热感循经传导、气至病所为佳。
②**刮痧**：用面刮法刮拭支沟穴3～5分钟，以出痧为度。
③**按摩**：用拇指指腹揉按支沟穴100～200下，以局部有酸胀感为度。

老中医临床经验

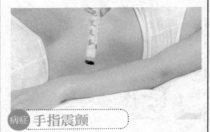

病症 **手指震颤**

最佳疗法：艾灸或按摩
穴位配方：支沟配阳池、八邪

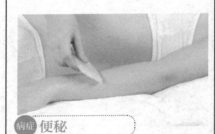

病症 **便秘**

最佳疗法：刮痧
穴位配方：支沟配足三里

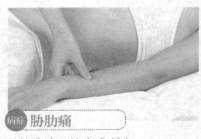

病症 **胁肋痛**

最佳疗法：按摩或刮痧
穴位配方：支沟配章门

肩髎 〉肩臂疼痛找肩髎

老中医临床经验

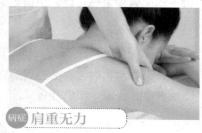

病症 **肩重无力**

最佳疗法： 按摩或刮痧
穴位配方： 肩髎配肩井、天宗

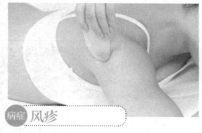

病症 **风疹**

最佳疗法： 刮痧
穴位配方： 肩髎配风池、曲池

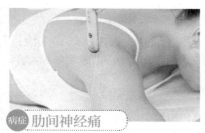

病症 **肋间神经痛**

最佳疗法： 艾灸或按摩
穴位配方： 肩髎配外关、章门

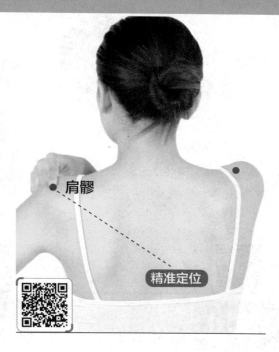

肩髎

精准定位

肩髎穴位于肩部，肩髃后方，当臂外展时，肩峰后下方呈现凹陷处。

功 效 主 治

功效：祛湿通络；主治：臂痛、肩重不能举、肩周炎等病症。

经 穴 疗 法

①**按摩：** 用拇指指腹揉按肩髎穴100~200下，以局部有酸胀感为度。

②**刮痧：** 用点按法刮拭肩髎穴1~3分钟，以局部有酸痛感为度。

③**艾灸：** 用艾条温和灸肩髎穴5~20分钟，以皮肤温热而无灼痛感为度。

关冲 > 开窍醒神除烦躁

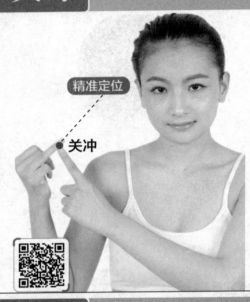

精准定位

关冲

关冲穴位于手无名指末节尺侧，距指甲角0.1寸。

功 效 主 治

功效：泻热开窍，清利喉舌，活血通络；
主治：咽喉肿痛、头痛、热病等病症。

经 穴 疗 法

①**按摩：**用拇指指尖掐按关冲穴1~2分钟，以局部有酸痛感为度。
②**艾灸：**用艾条温和灸关冲穴5~20分钟，以皮肤温热而无灼痛感为度。

翳风 > 头面健康不生病

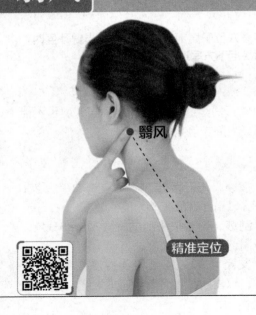

翳风

精准定位

翳风穴位于耳垂的后方，当乳突与下颌角之间的凹陷处。

功 效 主 治

功效：聪耳通窍，散内泻热；主治：耳鸣、耳聋、眼睑跳动、口眼㖞斜等病症。

经 穴 疗 法

①**按摩：**用拇指指腹揉按翳风穴100~200下，以局部有酸胀感为度。
②**艾灸：**用艾条温和灸翳风穴5~20分钟，以皮肤温热而无灼痛感为度。

耳门 > 耳疾烦恼一扫光

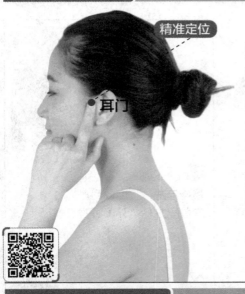

精准定位

耳门

耳门穴位于面部，耳屏上切迹的前方，下颌骨髁状突后缘，张口有凹陷处。

功效主治

功效：开窍聪耳，泻热活络；主治：耳聋、耳鸣、耳道炎、齿痛等病症。

经穴疗法

①**按摩：** 用拇指指腹揉按耳门穴100~200下，以局部有酸胀感为度。
②**艾灸：** 用艾条温和灸耳门穴5~20分钟，以皮肤温热而无灼痛感为度。

丝竹空 > 祛风明目止头痛

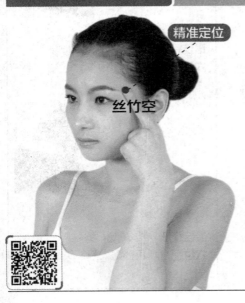

精准定位

丝竹空

丝竹空穴位于面部，当眉梢凹陷处。

功效主治

功效：明目镇惊；主治：头痛、目眩、目赤痛、眼睑跳动、齿痛、面神经麻痹等病症。

经穴疗法

①**按摩：** 用拇指指腹揉按丝竹空穴100~200下，以局部有酸胀感为度。
②**刮痧：** 用面刮法刮拭丝竹空穴15~30下，力度适中，可不出痧。

角孙 〉头面火热角孙泻

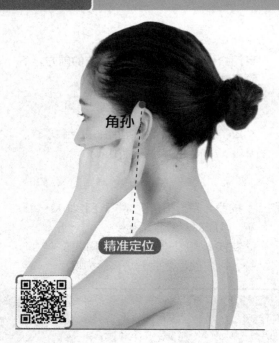

角孙

精准定位

角孙穴位于头部，当耳尖直上入发际处。

功 效 主 治

功效：清热消肿，散风止痛；主治：耳部肿痛、目赤肿痛、齿痛、唇燥、头痛等病症。

经 穴 疗 法

①**按摩：**用拇指指腹揉按角孙穴100下，以局部有酸胀感为度。

②**刮痧：**用角刮法刮拭角孙穴30下，以局部有酸痛感为宜。

③**艾灸：**用艾条温和灸角孙穴15分钟，以皮肤温热而无灼痛感为度。

老中医临床经验

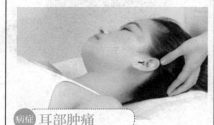

病症 耳部肿痛

最佳疗法：按摩或刮痧
穴位配方：角孙配听宫、翳风

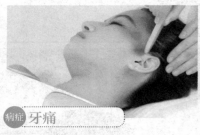

病症 牙痛

最佳疗法：刮痧
穴位配方：角孙配颊车、下关、合谷

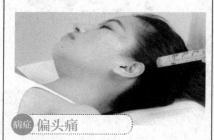

病症 偏头痛

最佳疗法：艾灸或按摩
穴位配方：角孙配太阳、头维、太冲

足少阳胆经穴

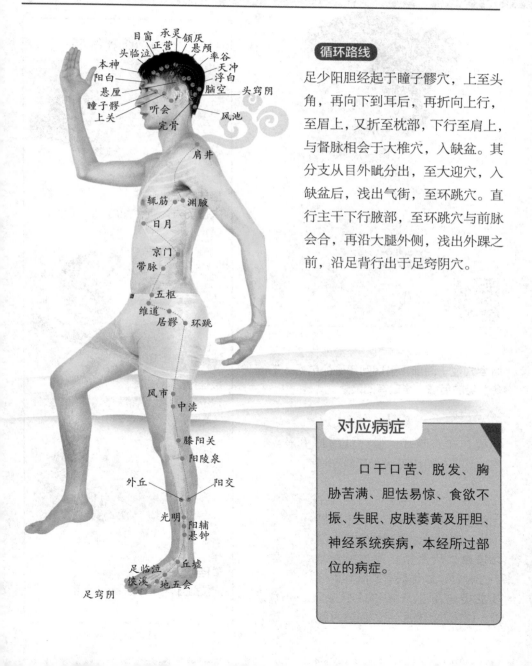

循环路线

足少阳胆经起于瞳子髎穴，上至头角，再向下到耳后，再折向上行，至眉上，又折至枕部，下行至肩上，与督脉相会于大椎穴，入缺盆。其分支从目外眦分出，至大迎穴，入缺盆后，浅出气街，至环跳穴。直行主干下行腋部，至环跳穴与前脉会合，再沿大腿外侧，浅出外踝之前，沿足背行出于足窍阴穴。

对应病症

口干口苦、脱发、胸胁苦满、胆怯易惊、食欲不振、失眠、皮肤萎黄及肝胆、神经系统疾病，本经所过部位的病症。

听会　五官疾患不用愁

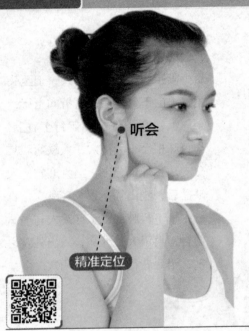

听会

精准定位

听会穴位于面部，当屏间切迹的前方，下颌骨髁突的后缘，张口有凹陷处。

功效主治

功效：开窍聪耳，通经活络；主治：耳鸣、耳聋、口眼㖞斜、牙痛等病症。

经穴疗法

①**刮痧**：用刮痧板的角部刮拭听官穴30下，力度轻柔，以潮红发热为度。

②**按摩**：用食指、中指指腹揉按听会穴2~3分钟，以局部有酸胀感为度。

③**艾灸**：用艾条温和灸听会穴5~10分钟，以皮肤温热而无灼痛感为度。

老中医临床经验

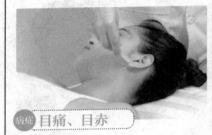

病症 **目痛、目赤**

最佳疗法：刮痧

穴位配方：听会配睛明、丝竹空、攒竹

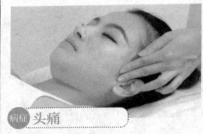

病症 **头痛**

最佳疗法：按摩

穴位配方：听会配头维、印堂、太冲

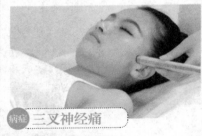

病症 **三叉神经痛**

最佳疗法：艾灸

穴位配方：听会配合谷、太阳、颧髎

阳白 视力疲劳揉阳白

老中医临床经验

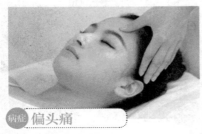

病症 偏头痛

最佳疗法： 按摩
穴位配方： 阳白配太阳、风池、外关

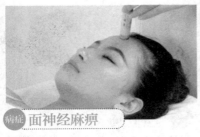

病症 面神经麻痹

最佳疗法： 艾灸
穴位配方： 阳白配颧髎、颊车、合谷

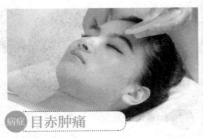

病症 目赤肿痛

最佳疗法： 刮痧
穴位配方： 阳白配睛明、太阳

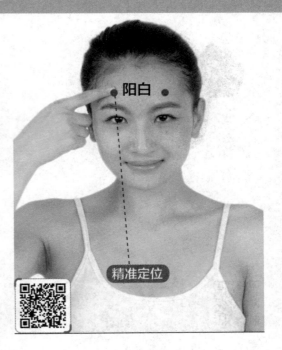

阳白 · 精准定位

阳白穴位于前额部，瞳孔直上，眉毛上方1寸处。

功 效 主 治

功效：醒脑明目，祛风泻热；主治：头痛、眩晕、面瘫、近视、沙眼等病症。

经 穴 疗 法

①**按摩：** 用拇指指腹揉按阳白穴2～3分钟，以局部有酸胀感为度。
②**艾灸：** 用艾条温和灸阳白穴5～10分钟，以皮肤温热而无灼痛感为度。
③**刮痧：** 用角刮法刮拭阳白穴30次，力度轻柔，以皮肤发红为度。

风池 提神醒脑护颈椎

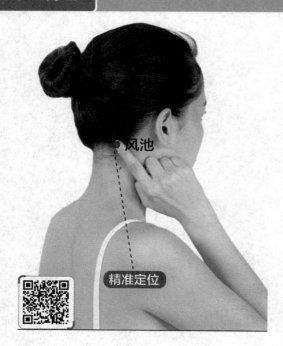

风池

精准定位

风池穴位于项部，当枕骨之下，胸锁乳突肌与斜方肌上端之间的凹陷处。

功效主治

功效：疏风清热，开窍镇痛；主治：头痛、眩晕、颈痛、目赤痛、口眼㖞斜等病症。

经穴疗法

①按摩：用拇指、食指夹提风池穴3～5分钟，以局部有酸胀感为度。

②刮痧：用角刮法刮拭风池穴1～3分钟，以出痧为度。

③艾灸：用艾条温和灸风池穴5～10分钟，以皮肤温热而无灼痛感为度。

老中医临床经验

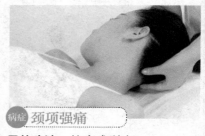

病症 颈项强痛

最佳疗法：按摩或刮痧
穴位配方：风池配大椎、后溪

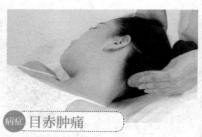

病症 目赤肿痛

最佳疗法：刮痧
穴位配方：风池配睛明、太阳、太冲

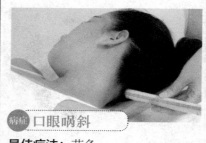

病症 口眼㖞斜

最佳疗法：艾灸
穴位配方：风池配阳白、颧髎、颊车

肩井 舒筋活络疗肩痛

老中医临床经验

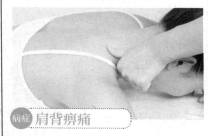

病症 **肩背痹痛**

最佳疗法： 按摩
穴位配方： 肩井配肩髃、天宗

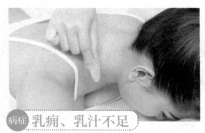

病症 **乳痈、乳汁不足**

最佳疗法： 刮痧或按摩
穴位配方： 肩井配乳根、少泽

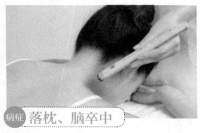

病症 **落枕、脑卒中**

最佳疗法： 艾灸或按摩
穴位配方： 肩井配大椎、列缺、足三里

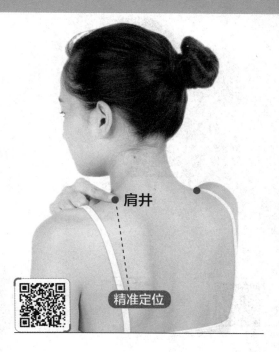

肩井

精准定位

肩井穴位于肩上，前直乳中，当大椎与肩峰端连线的中点上。

功 效 主 治

功效：祛风清热，活络消肿；主治：肩部酸痛、肩周炎、眼睛疲劳、耳鸣、高血压等病症。

经 穴 疗 法

①**按摩：** 用拇指指腹揉按肩井穴3～5分钟，以局部有酸胀感为度。
②**刮痧：** 用面刮法刮拭肩井穴1～3分钟。
③**艾灸：** 用艾条温和灸肩井穴5～10分钟，以皮肤温热而无灼痛感为度。

日月 〉疏肝利胆养肠胃

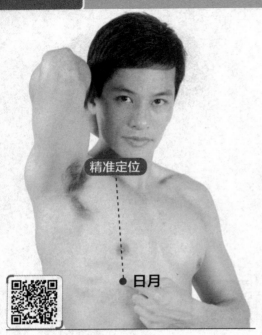

精准定位

日月

日月穴位于上腹部，当乳头直下，第七肋间隙，前正中线旁开4寸。

功效主治

功效：利胆疏肝，降逆和胃；主治：黄疸、胸胁痛、呕吐、肝炎、胆囊炎等病症。

经穴疗法

①**艾灸**：用艾条温和灸日月穴5～10分钟，以皮肤温热而无灼痛感为度。
②**按摩**：用手掌大鱼际按擦日月穴3～5分钟，以局部皮肤发热为宜。
③**刮痧**：用角刮法刮拭日月穴30下，以出痧为度。

老中医临床经验

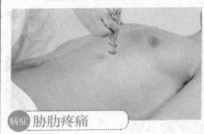

病症 **胁肋疼痛**

最佳疗法：艾灸或按摩
穴位配方：日月配丘墟、阳陵泉、支沟

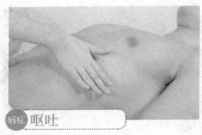

病症 **呕吐**

最佳疗法：按摩或刮痧
穴位配方：日月配内关、中脘

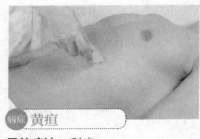

病症 **黄疸**

最佳疗法：刮痧
穴位配方：日月配大椎、至阳、肝俞、阴陵泉

带脉 调经止带祛湿邪

老中医临床经验

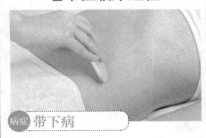

病症 带下病

最佳疗法： 刮痧
穴位配方： 带脉配白环俞、阴陵泉、三阴交

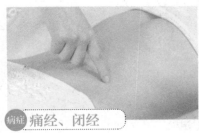

病症 痛经、闭经

最佳疗法： 按摩或艾灸
穴位配方： 带脉配中极、地机、三阴交

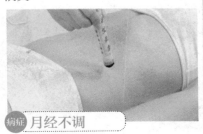

病症 月经不调

最佳疗法： 艾灸或按摩
穴位配方： 带脉配血海、膈俞

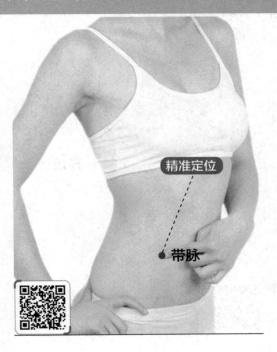

精准定位

带脉

带脉穴位于侧腹部，当第十一肋骨游离端下方垂线与脐水平线的交点上。

功效主治

功效：通调气血，温补肝肾；主治：带下、月经不调、闭经、疝气、小腹疼痛等病症。

经穴疗法

①**刮痧：** 用刮痧板的边缘刮拭带脉穴30下，以皮肤发红为宜。
②**按摩：** 用食指指端点按带脉穴3~5分钟，以局部有酸胀感为度。
③**艾灸：** 用艾条温和灸带脉穴5~10分钟，以皮肤温热而无灼痛感为度。

环跳 > 强健腰膝祛风湿

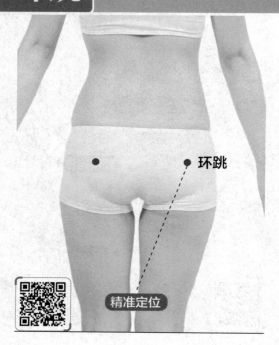

环跳

精准定位

环跳穴位于股骨大转子最高点与骶管裂孔连线的外 1/3 与中 1/3 交点处。

功 效 主 治

功效：利腰腿，通经络；主治：下肢麻痹、坐骨神经痛、半身不遂、腰腿痛等病症。

经 穴 疗 法

①**按摩：**用手掌大鱼际擦按环跳穴5~10分钟，以局部皮肤发热为宜。

②**艾灸：**用艾条温和灸环跳穴5~10分钟，以皮肤温热而无灼痛感为度。

③**刮痧：**用刮痧板的边缘刮拭环跳穴1~3分钟，以出痧为度。

老中医临床经验

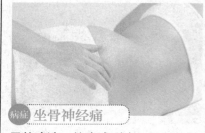

病症 **坐骨神经痛**

最佳疗法：按摩或刮痧

穴位配方：环跳配殷门、阳陵泉、委中、昆仑

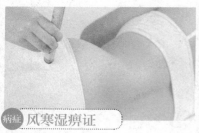

病症 **风寒湿痹证**

最佳疗法：艾灸或刮痧

穴位配方：环跳配居髎、委中、悬钟

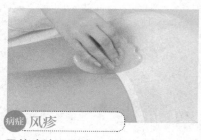

病症 **风疹**

最佳疗法：刮痧

穴位配方：环跳配风池、曲池

风市 > 祛风化湿通经络

老中医临床经验

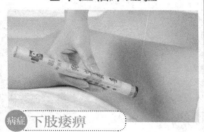

病症 下肢痿痹

最佳疗法： 艾灸或按摩
穴位配方： 风市配悬钟、阳陵泉

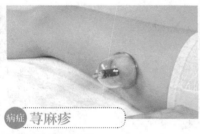

病症 荨麻疹

最佳疗法： 拔罐
穴位配方： 风市配风池、曲池、血海

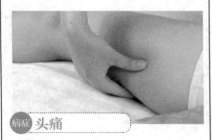

病症 头痛

最佳疗法： 按摩
穴位配方： 风市配太阳、头维

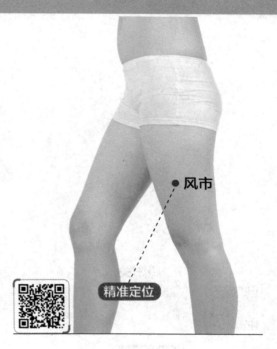

● 风市

精准定位

风市穴位于大腿外侧部的中线上，当腘横纹水平线上7寸。

功 效 主 治

功效：祛风化湿，通经活络；主治：半身不遂、下肢痿痹、坐骨神经痛、头痛等病症。

经 穴 疗 法

①**艾灸：** 用艾条温和灸风市穴5~10分钟，以热感循经传导、气至病所为佳。
②**拔罐：** 将气罐吸附在风市穴上，留罐10分钟，以局部皮肤潮红、充血为度。
③**按摩：** 用拇指指腹压揉风市穴2~3分钟，以局部有酸胀感为度。

膝阳关 呵护膝盖止疼痛

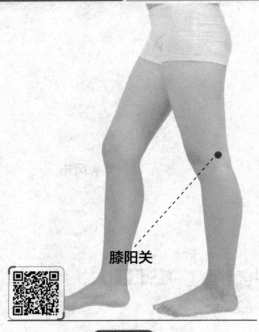

膝阳关

精准定位

膝阳关穴位于膝外侧，当阳陵泉上3寸，股骨外上髁上方的凹陷处。

功效主治

功效：疏利关节，祛风化湿；主治：膝关节炎、下肢瘫痪、小腿麻木等病症。

经穴疗法

①**按摩**：用拇指指腹揉按膝阳关穴3～5分钟，以局部有酸胀感为度。

②**艾灸**：用艾条温和灸膝阳关穴5～10分钟，以热感循经传导、气至病所为佳。

③**刮痧**：用刮痧板侧边棱角刮拭膝阳关穴1～3分钟，以出痧为度。

老中医临床经验

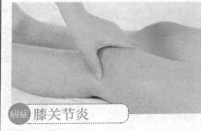

病症 膝关节炎

最佳疗法：按摩或刮痧
穴位配方：膝阳关配阳陵泉、膝眼

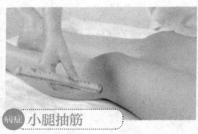

病症 小腿抽筋

最佳疗法：艾灸或按摩
穴位配方：膝阳关配委中、承山

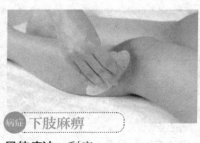

病症 下肢麻痹

最佳疗法：刮痧
穴位配方：膝阳关配承山、悬钟

阳陵泉 > 疏肝利胆健膝踝

老中医临床经验

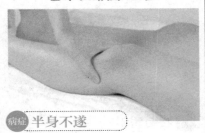

病症 半身不遂

最佳疗法： 按摩或刮痧
穴位配方： 阳陵泉配环跳、风市、委中、悬钟

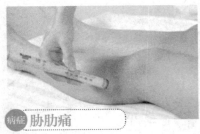

病症 胁肋痛

最佳疗法： 艾灸或按摩
穴位配方： 阳陵泉配阴陵泉、中脘

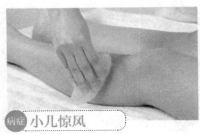

病症 小儿惊风

最佳疗法： 刮痧或按摩
穴位配方： 阳陵泉配人中、中冲、太冲

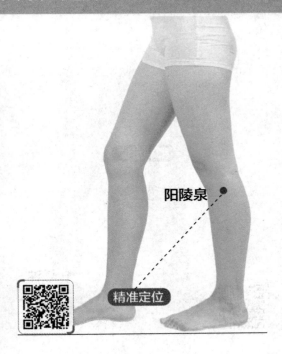

阳陵泉

精准定位

阳陵泉穴位于小腿外侧，腓骨小头前下方的凹陷中。

功 效 主 治

功效：清热化湿，行血祛瘀；主治：半身不遂、下肢痿痹、膝关节炎、黄疸等病症。

经 穴 疗 法

①**按摩：** 用拇指指腹揉按阳陵泉穴3~5分钟，以局部有酸胀感为度。
②**艾灸：** 用艾条温和灸阳陵泉穴5~10分钟，以皮肤温热而无灼痛感为度。
③**刮痧：** 用面刮法刮拭阳陵泉穴1~3分钟，以出痧为度。

悬钟 告别踝关节肿痛

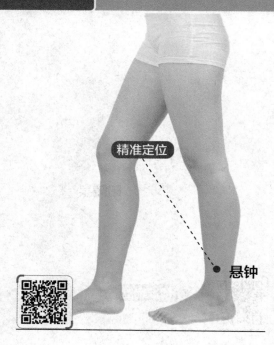

精准定位

悬钟

悬钟穴位于小腿外侧，外踝尖上3寸处，腓骨前缘。

功效主治

功效：泻胆火，舒筋脉；主治：头痛、腰痛、胸腹胀满、半身不遂、脚气等病症。

经穴疗法

①**按摩：**用拇指指腹揉按悬钟穴3～5分钟，以局部有酸胀感为度。

②**刮痧：**用角刮法刮拭悬钟穴3分钟，稍出痧即可。

③**艾灸：**用艾条温和灸悬钟穴5～10分钟，以皮肤温热而无灼痛感为度。

老中医临床经验

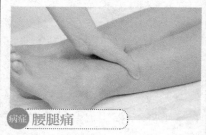

病症 **腰腿痛**

最佳疗法：按摩

穴位配方：悬钟配肾俞、膝阳关、阳陵泉

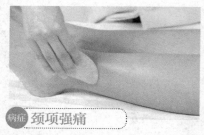

病症 **颈项强痛**

最佳疗法：刮痧或按摩

穴位配方：悬钟配风池、后溪

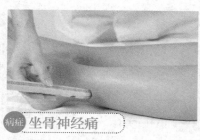

病症 **坐骨神经痛**

最佳疗法：艾灸或刮痧

穴位配方：悬钟配环跳、风市、阳陵泉

足厥阴肝经穴

循环路线

足厥阴肝经起于足大趾爪甲后丛毛处，向上至内踝前1寸处，沿胫骨内缘，在内踝上8寸处交足太阴脾经后，上行过膝内侧，进入阴毛中，绕阴器，至小腹，穿过膈肌，分布于胁肋部。沿喉咙后边，进入鼻咽部，连接目系，与督脉会于头顶部。其分支从肝分出，穿过膈肌注入肺，经气由此处与手太阴肺经相接。

期门
章门
急脉
阴廉
足五里
阴包
曲泉
曲泉
膝关
膝关
中都
蠡沟
中封
太冲
大敦
行间

对应病症

腰痛、胸满、呃逆、遗尿、小便不利、疝气、少腹肿、肝病、妇科病、前阴病，以及经脉循行部位的其他病症。

行间 疏肝泻火治热病

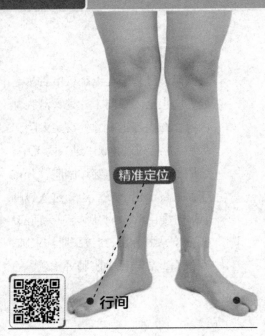

精准定位

行间

行间穴位于足背侧，当第一、二趾间，趾蹼缘的后方赤白肉际处。

功效主治

功效：清热泻火，凉血安神；主治：目赤肿痛、失眠、神经衰弱、尿痛、腹胀等病症。

经穴疗法

①**刮痧：**用角刮法刮拭行间穴3分钟，以出痧为度。

②**艾灸：**用艾条温和灸行间穴5～20分钟，以皮肤温热而无灼痛感为度。

③**按摩：**用拇指指尖掐按行间穴3～5次，以局部有酸痛感为度。

老中医临床经验

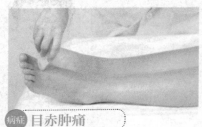

病症 **目赤肿痛**

最佳疗法：刮痧
穴位配方：行间配睛明、太阳

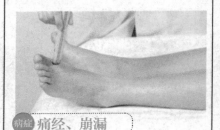

病症 **痛经、崩漏**

最佳疗法：艾灸
穴位配方：行间配气海、地机、三阴交

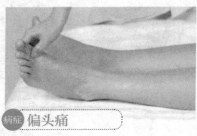

病症 **偏头痛**

最佳疗法：按摩
穴位配方：行间配百会、风池、率谷

太冲 ＞ 祛除肝火消怒气

老中医临床经验

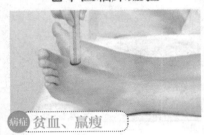

病症 贫血、羸瘦

最佳疗法： 艾灸
穴位配方： 太冲配肝俞、膈俞、太溪、血海

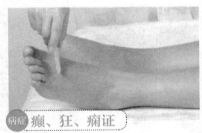

病症 癫、狂、痫证

最佳疗法： 刮痧
穴位配方： 太冲配间使、鸠尾、心俞、肝俞

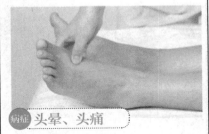

病症 头晕、头痛

最佳疗法： 按摩
穴位配方： 太冲配百会、合谷

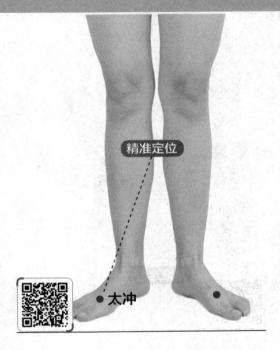

精准定位

● 太冲

太冲穴位于足背侧，当第一、二跖骨间隙的后方凹陷处。

功效主治

功效：平肝理血，清利下焦；主治：头痛、眩晕、疝气、月经不调、胁痛等病症。

经穴疗法

①**艾灸：** 用艾条温和灸太冲穴5～20分钟，以皮肤温热而无灼痛感为度。
②**刮痧：** 用角刮法刮拭太冲穴3～5分钟，以出痧为度。
③**按摩：** 用拇指指尖掐按太冲穴30～50下，以局部有酸痛感为度。

章门 > 五脏疾患脾为先

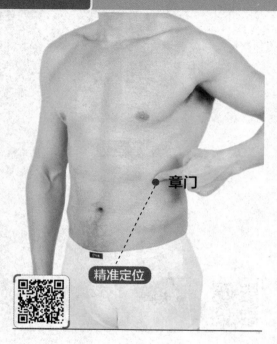

● 章门

精准定位

章门穴位于侧腹部，当第十一肋游离端的下方。

功 效 主 治

功效：疏肝健脾，理气散结；主治：胸胁胀痛、呕吐、腹胀、泄泻、肝炎等病症。

经 穴 疗 法

①**按摩：**用拇指指腹揉按章门穴100～200下，以局部有酸胀感为度。

②**艾灸：**用艾条温和灸章门穴5～20分钟，以皮肤温热而无灼痛感为度。

③**刮痧：**用面刮法刮拭章门穴30下，力度微重，以出痧为度。

老中医临床经验

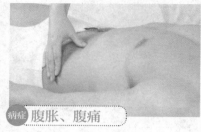

病症 **腹胀、腹痛**

最佳疗法：按摩或刮痧

穴位配方：章门配梁门、足三里

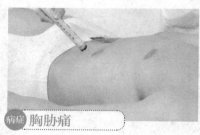

病症 **胸胁痛**

最佳疗法：艾灸或按摩

穴位配方：章门配内关、阳陵泉

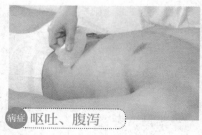

病症 **呕吐、腹泻**

最佳疗法：刮痧

穴位配方：章门配太白、中脘、足三里

期门 〉养肝排毒功效佳

老中医临床经验

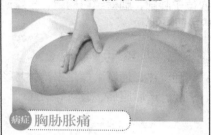

病症 胸胁胀痛

最佳疗法： 按摩或刮痧
穴位配方： 期门配肝俞、膈俞

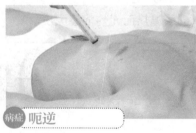

病症 呃逆

最佳疗法： 艾灸或刮痧
穴位配方： 期门配内关、足三里

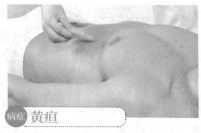

病症 黄疸

最佳疗法： 刮痧
穴位配方： 期门配中封、阳陵泉

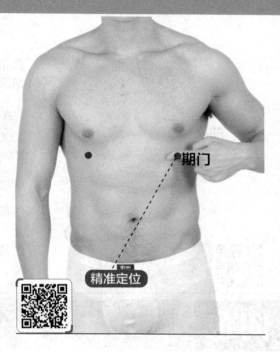

期门

精准定位

期门穴位于胸部，当乳头直下，第六肋间隙，前正中线旁开4寸。

功 效 主 治

功效：疏肝健脾，理气活血；主治：胸胁胀痛、呕吐、饥不欲食、胸中热等病症。

经 穴 疗 法

①**按摩：** 用拇指指腹揉按期门穴100～200下，以局部有酸胀感为度。
②**艾灸：** 用艾条温和灸期门穴5～20分钟，以皮肤温热而无灼痛感为度。
③**刮痧：** 用面刮法从内而外刮拭期门穴3分钟，可不出痧。

曲泉 > 通经止带润肌肤

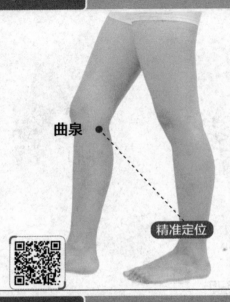

曲泉

精准定位

曲泉穴位于膝部，腘横纹内侧端，半腱肌肌腱内缘凹陷处。

功效主治

功效：清利湿热，通调下焦；主治：月经不调、痛经、产后腹痛、遗精等病症。

经穴疗法

①**按摩：**用拇指指腹揉按曲泉穴100~200下，以局部有酸胀感为度。

②**艾灸：**用艾条温和灸曲泉穴5~20分钟，以皮肤温热而无灼痛感为度。

阴包 > 调经止痛畅气机

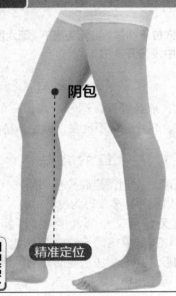

阴包

精准定位

阴包穴位于大腿内侧，当髌底上4寸，股薄肌与缝匠肌之间。

功效主治

功效：调经止痛，舒经活络；主治：头痛、月经不调、遗尿、小便不利、腰骶痛等病症。

经穴疗法

①**按摩：**用拇指指腹揉按阴包穴100~200下，以局部有酸胀感为度。

②**艾灸：**用艾条温和灸阴包穴5~20分钟，以皮肤温热而无灼痛感为度。

任脉穴

任脉起于小腹内胞宫，下出会阴毛部，经阴阜，沿腹部正中线向上经过关元等穴，到达咽喉部天突穴，再上行到达下唇内，左右分行，环绕口唇，交会于督脉之龈交穴，再分别通过鼻翼两旁，上至眼眶下承泣穴，交于足阳明经。

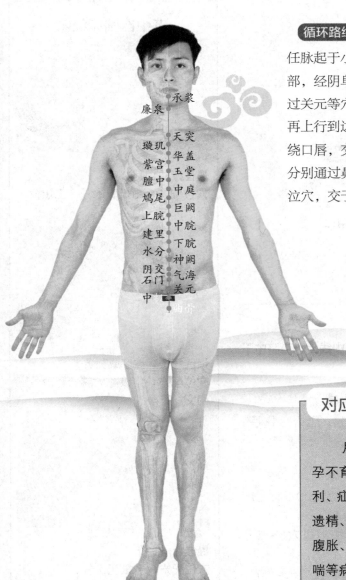

承浆
廉泉
天突
璇玑 华盖
紫宫 玉堂
中庭
膻中 中庭
鸠尾 巨阙
上脘 中脘
建里 下脘
水分 神阙
阴交 气海
石门 关元
中极
曲骨

对应病症

月经不调、痛经、不孕不育、白带异常、小便不利、疝气、阴部肿痛、早泄、遗精、遗尿、前列腺疾病、腹胀、呕吐、慢性咽炎、哮喘等病症。

中极 利水通淋调经带

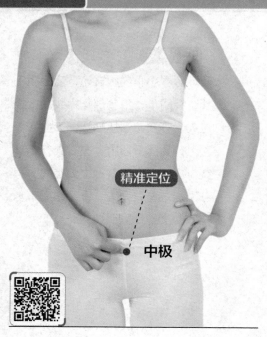

精准定位

中极

中极穴位于下腹部，前正中线上，当脐中下4寸。

功 效 主 治

功效：健脾益气，益肾固精；主治：小便不利、阳痿、早泄、痛经、膀胱炎等病症。

经 穴 疗 法

①**刮痧：**用角刮法刮拭中极穴30下，力度微重，以皮肤出现潮红为度。
②**按摩：**用拇指指尖揉按中极穴3～5分钟，以局部有酸胀感为度。
③**艾灸：**用艾条温和灸中极穴5～10分钟，以皮肤温热而无灼痛感为度。

老中医临床经验

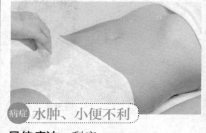

病症 **水肿、小便不利**

最佳疗法：刮痧
穴位配方：中极配水分、三焦俞、三阴交、气海

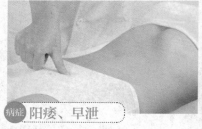

病症 **阳痿、早泄**

最佳疗法：按摩或艾灸
穴位配方：中极配大赫、肾俞、三阴交

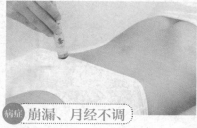

病症 **崩漏、月经不调**

最佳疗法：艾灸
穴位配方：中极配次髎、百会、子宫、带脉

关元 > 培元固本疗虚损

老中医临床经验

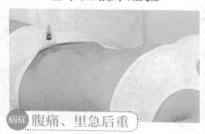

病症 腹痛、里急后重

最佳疗法： 拔罐或按摩
穴位配方： 关元配脾俞、公孙、大肠俞、足三里

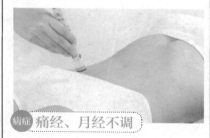

病症 痛经、月经不调

最佳疗法： 艾灸或按摩
穴位配方： 关元配血海、中极、三阴交

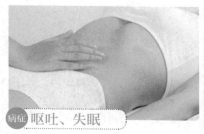

病症 呕吐、失眠

最佳疗法： 按摩
穴位配方： 关元配内关、中脘

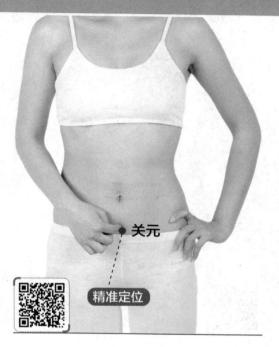

关元

精准定位

关元穴位于下腹部，前正中线上，当脐中下3寸。

功 效 主 治

功效：培元固本，降浊升清；主治：遗精、阳痿、遗尿、尿潴留、痛经等病症。

经 穴 疗 法

①**拔罐：** 将气罐吸附在关元穴上，留罐10分钟，以局部皮肤潮红为度。
②**艾灸：** 用艾条温和灸关元穴5～10分钟，以皮肤温热而无灼痛感为度。
③**按摩：** 用手掌根部推揉关元穴2～3分钟，以局部皮肤发热为宜。

气海 益气助阳保健康

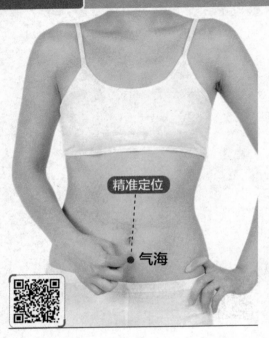

精准定位

气海

气海穴位于下腹部，前正中线上，当脐下1.5寸。

功效主治

功效：益气助阳，调经固经；主治：下腹疼痛、四肢无力、大便不通、遗尿等病症。

经穴疗法

①**按摩：**用手掌根部揉按气海穴3~5分钟，以局部皮肤发热为宜。
②**艾灸：**用艾条雀啄灸气海穴5~10分钟，以皮肤温热而无灼痛感为度。
③**拔罐：**将气罐吸附在气海穴上，留罐10分钟，以局部皮肤潮红为度。

老中医临床经验

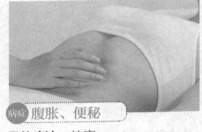

病症 腹胀、便秘

最佳疗法： 按摩
穴位配方： 气海配脾俞、天枢、足三里

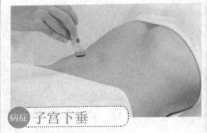

病症 子宫下垂

最佳疗法： 艾灸
穴位配方： 气海配合谷、百会、足三里

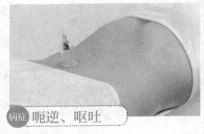

病症 呃逆、呕吐

最佳疗法： 拔罐
穴位配方： 气海配脾俞、胃俞、中脘

水分 〉通调水道消水肿

老中医临床经验

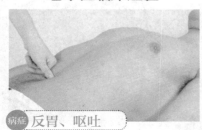

病症 反胃、呕吐

最佳疗法： 按摩或刮痧

穴位配方： 水分配内关

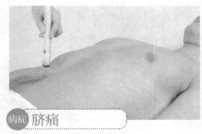

病症 脐痛

最佳疗法： 艾灸或按摩

穴位配方： 水分配中封、曲泉

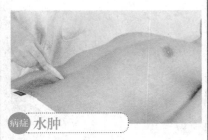

病症 水肿

最佳疗法： 刮痧或艾灸

穴位配方： 水分配脾俞、三阴交、复溜

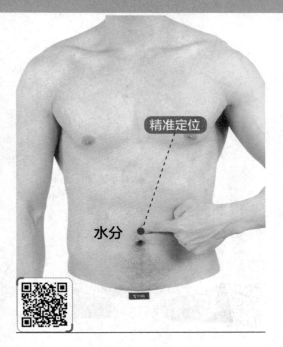

精准定位

水分

水分穴位于上腹部，前正中线上，当脐上1寸。

功 效 主 治

功效：通调水道，理气止痛；主治：水肿、腹胀、腹痛、胃炎、反胃、肠炎等病症。

经 穴 疗 法

①**按摩：** 用拇指指尖点按水分穴3～5分钟，以局部有酸胀感为度。

②**艾灸：** 用艾条温和灸水分穴5～10分钟，以皮肤温热而无灼痛感为度。

③**刮痧：** 用角刮法刮拭水分穴30下，以皮肤潮红为度。

中脘 善治腑病胃为先

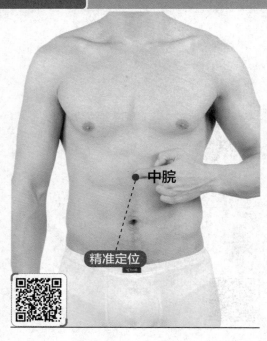

中脘

精准定位

中脘穴位于上腹部，前正中线上，当脐中上4寸。

功 效 主 治

功效：和胃健脾，降逆利水；主治：腹胀、呕吐、疳积、便秘、黄疸、头痛等病症。

经 穴 疗 法

①**刮痧**：用刮痧板的角部刮拭中脘穴1～3分钟，以出痧为度。

②**艾灸**：用艾条温和灸中脘穴5～10分钟，以皮肤温热而无灼痛感为度。

③**按摩**：用食指、中指指端揉按中脘穴3～5分钟，以局部有酸胀感为度。

老中医临床经验

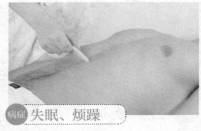

病症 **失眠、烦躁**

最佳疗法：刮痧
穴位配方：中脘配百会、足三里、神门

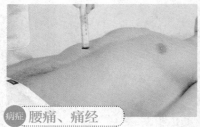

病症 **腰痛、痛经**

最佳疗法：艾灸
穴位配方：中脘配阳池、胞门、子宫

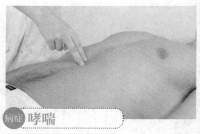

病症 **哮喘**

最佳疗法：按摩或刮痧
穴位配方：中脘配膻中、天突、丰隆

膻中 〉宽胸理气护心胸

老中医临床经验

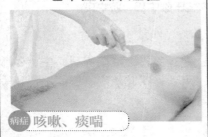

病症 咳嗽、痰喘

最佳疗法： 刮痧
穴位配方： 膻中配肺俞、丰隆、内关

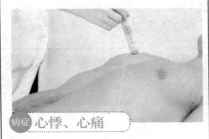

病症 心悸、心痛

最佳疗法： 艾灸或按摩
穴位配方： 膻中配内关、厥阴俞

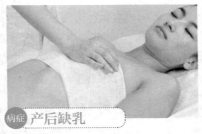

病症 产后缺乳

最佳疗法： 按摩或刮痧
穴位配方： 膻中配乳根、合谷、三阴交、少泽

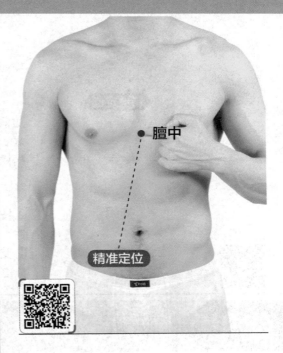

膻中

精准定位

膻中穴位于前正中线上，两乳头连线的中点。

功效主治

功效：活血通络，止咳平喘；主治：胸痛、腹痛、呼吸困难、咳嗽、心悸等病症。

经穴疗法

①**刮痧：** 用角刮法刮拭膻中穴30下，稍出痧即可。

②**艾灸：** 用艾条温和灸膻中穴5～10分钟，以皮肤温热而无灼痛感为度。

③**按摩：** 用手掌大鱼际擦按膻中穴5～10分钟，以局部皮肤发热为宜。

神阙 > 回阳救逆止腹痛

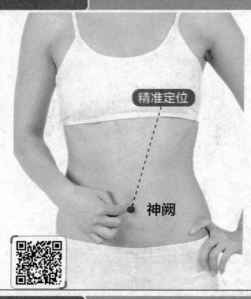

精准定位

神阙

神阙穴位于腹中部，脐中央。

功效主治

功效：健运脾胃，温阳固脱；主治：腹痛、脐周痛、四肢冰冷、脱肛、便秘等病症。

经穴疗法

①**按摩：**用拇指指端点按神阙穴2～3分钟，以局部有酸胀感为度。

②**艾灸：**用艾灸盒灸治神阙穴15分钟，以皮肤潮红为度。

建里 > 健脾和胃疗效佳

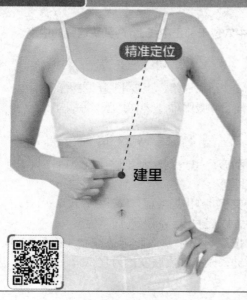

精准定位

建里

建里穴位于上腹部，前正中线上，当脐中上3寸。

功效主治

功效：和胃健脾，通降腑气；主治：胃痛、胃下垂、腹胀、呕吐、消化不良等病症。

经穴疗法

①**按摩：**用食指、中指指端揉按建里穴2～3分钟，以局部有酸胀感为度。

②**艾灸：**用艾条温和灸建里穴5～10分钟，以皮肤温热而无灼痛感为度。

廉泉 > 利喉舒舌治咽炎

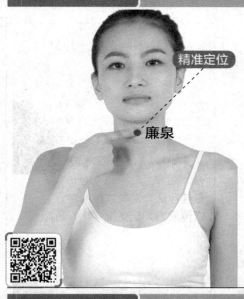

精准定位

廉泉

廉泉穴位于颈部，前正中线上，喉结上方，舌骨上缘的凹陷处。

功 效 主 治

功效：利喉舒舌，消肿止痛；主治：舌下肿痛、舌强不语、脑卒中失语、口疮等病症。

经 穴 疗 法

①**按摩：** 用拇指指腹揉按廉泉穴2～3分钟，以局部有酸胀感为度。

②**刮痧：** 用角刮法刮拭廉泉穴1～2分钟，力度较轻，不出痧。

承浆 > 生津敛液活经络

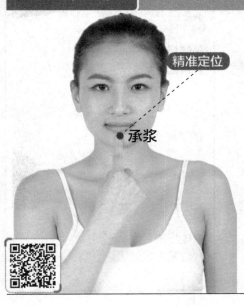

精准定位

承浆

承浆穴位于面部，当颏唇沟的正中凹陷处。

功 效 主 治

功效：生津敛液，舒筋活络；主治：脑卒中昏迷、面瘫、口眼㖞斜、口疮、流涎等病症。

经 穴 疗 法

①**按摩：** 用中指指腹揉按承浆穴3～5分钟，以局部有酸胀感为度。

②**刮痧：** 用刮痧板角部刮拭承浆穴3～5分钟，力度轻柔，不出痧。

天突 通利气道止咳喘

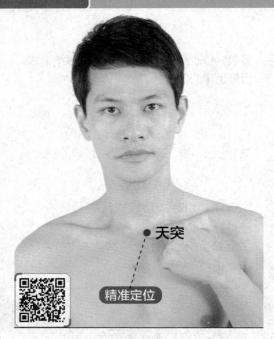

● 天突

精准定位

天突穴位于颈部，前正中线上，胸骨上窝中央。

功 效 主 治

功效：宣通肺气，化痰止咳；主治：胸痛、咳嗽、打嗝、哮喘、咽喉肿痛等病症。

经 穴 疗 法

①**艾灸：**用艾条温和灸天突穴10分钟，以皮肤温热而无灼痛感为度。
②**按摩：**用食指、中指指腹揉按天突穴200～300下，以局部有酸胀感为度。
③**刮痧：**用刮痧板的角部刮拭天突穴30下，力度轻柔，可不出痧。

老中医临床经验

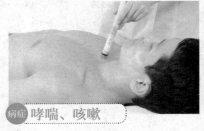

病症 **哮喘、咳嗽**

最佳疗法：艾灸或按摩
穴位配方：天突配定喘、鱼际

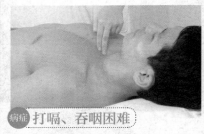

病症 **打嗝、吞咽困难**

最佳疗法：按摩或刮痧
穴位配方：天突配内关、中脘

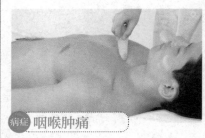

病症 **咽喉肿痛**

最佳疗法：刮痧
穴位配方：天突配少商、天容

督脉穴

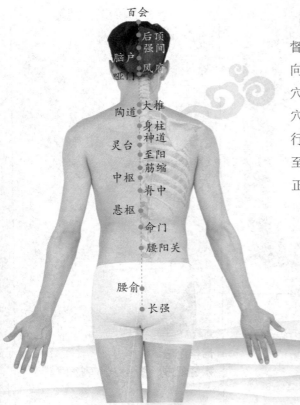

百会
后顶
强间
脑户
风府
哑门
陶道　大椎
　　　　身柱
　　　　神道
灵台　　至阳
　　　　筋缩
中枢
　　　　脊中
悬枢
　　　　命门
　　　　腰阳关
腰俞
　　　　长强

循环路线

督脉起于小腹内胞宫，下出会阴部，向后行于腰背正中至尾骶部的长强穴，沿脊柱上行，经项后部至风府穴，进入脑内，沿头部正中线，上行至巅顶百会穴，经前额下行鼻柱至鼻尖的素髎穴，过人中，至上齿正中的龈交穴。

对应病症

颈背腰痛、烦躁易怒、失眠多梦、畏寒肢冷、头晕目眩、手足震颤、脑卒中、健忘、痔疮、脱肛、子宫脱垂，以及经脉所过部位病症。

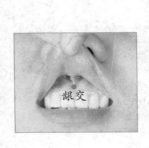

龈交

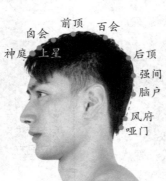

囟会　前顶　百会
神庭　上星
　　　　　　　后顶
　　　　　　　强间
　　　　　　　脑户
　　　　　　　风府
　　　　　　　哑门

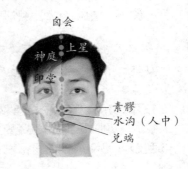

囟会
神庭　上星
印堂
　　　　　　素髎
　　　　　　水沟（人中）
　　　　　　兑端

长强 > 脱肛腹泻不用愁

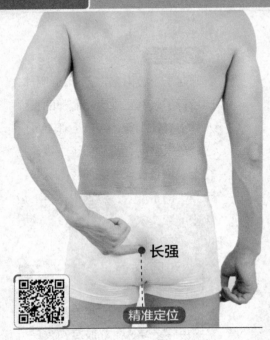

长强

精准定位

长强穴位于尾骨下，当尾骨端与肛门连线的中点处。

功 效 主 治

功效：清热通便，活血化瘀；主治：泄泻、便秘、便血、痔疮、脱肛等病症。

经 穴 疗 法

①**艾灸**：用艾条回旋灸长强穴10分钟，以皮肤温热而无灼痛感为度。

②**按摩**：用食指、中指指端揉按长强穴3~5分钟，以局部有酸胀感为度。

③**刮痧**：用刮痧板的角部刮拭长强穴3分钟，力度适中，不出痧。

老中医临床经验

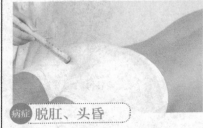

病症 **脱肛、头昏**

最佳疗法：艾灸
穴位配方：长强配百会

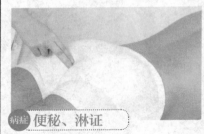

病症 **便秘、淋证**

最佳疗法：按摩
穴位配方：长强配小肠俞

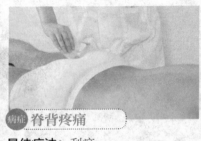

病症 **脊背疼痛**

最佳疗法：刮痧
穴位配方：长强配身柱

腰阳关 > 强健腰膝调阳气

老中医临床经验

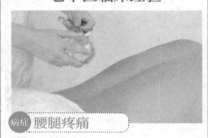

病症 **腰腿疼痛**

最佳疗法： 拔罐
穴位配方： 腰阳关配肾俞、次髎、委中

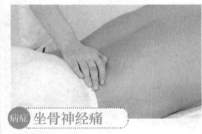

病症 **坐骨神经痛**

最佳疗法： 按摩
穴位配方： 腰阳关配腰夹脊、秩边、承山、飞扬

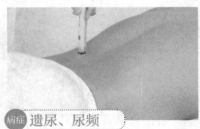

病症 **遗尿、尿频**

最佳疗法： 艾灸
穴位配方： 腰阳关配膀胱俞、三阴交

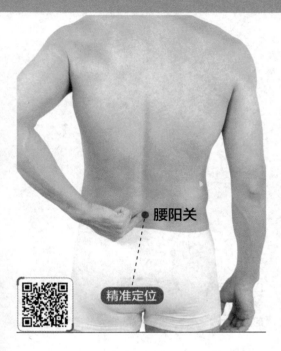

● 腰阳关

精准定位

腰阳关穴位于腰部，后正中线上，当第四腰椎棘突下凹陷中。

功 效 主 治

功效：除湿降浊，强健腰膝；主治：腰骶痛、坐骨神经痛、膀胱炎、遗精等病症。

经 穴 疗 法

①**拔罐：** 将火罐扣在腰阳关穴上，留罐10分钟，以局部皮肤充血为度。
②**按摩：** 用手掌大鱼际揉按腰阳关穴3分钟，以局部皮肤发热为宜。
③**艾灸：** 用艾条温和灸腰阳关穴10～15分钟，以皮肤温热而无灼痛感为度。

命门 调理生殖温补法

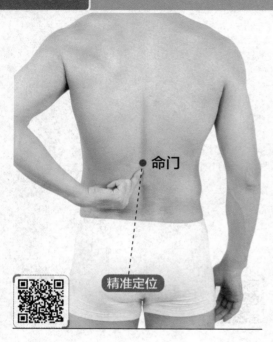

● 命门

精准定位

命门穴位于腰部，后正中线上，当第二腰椎棘突下凹陷中。

功效主治

功效：温和肾阳，健腰益肾；主治：腰痛、前列腺炎、阳痿、遗精、早泄等病症。

经穴疗法

①**艾灸**：用艾条温和灸命门穴5～10分钟，以皮肤温热而无灼痛感为度。

②**刮痧**：用面刮法刮拭命门穴1～2分钟，以出痧为度。

③**按摩**：用拇指指腹揉按命门穴100～200下，以局部有酸胀感为度。

老中医临床经验

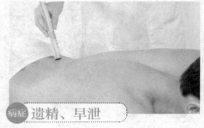

病症 遗精、早泄

最佳疗法：艾灸

穴位配方：命门配肾俞、太溪

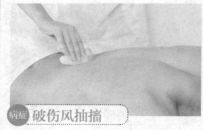

病症 破伤风抽搐

最佳疗法：刮痧

穴位配方：命门配百会、筋缩

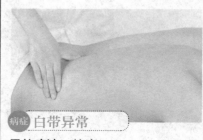

病症 白带异常

最佳疗法：按摩

穴位配方：命门配带脉、肾俞

至阳 利胆退黄治脊强

老中医临床经验

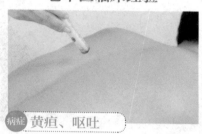

病症 **黄疸、呕吐**

最佳疗法： 艾灸
穴位配方： 至阳配日月、阳陵泉

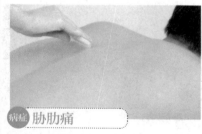

病症 **胁肋痛**

最佳疗法： 刮痧
穴位配方： 至阳配日月、期门

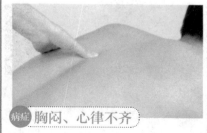

病症 **胸闷、心律不齐**

最佳疗法： 按摩
穴位配方： 至阳配心俞、内关

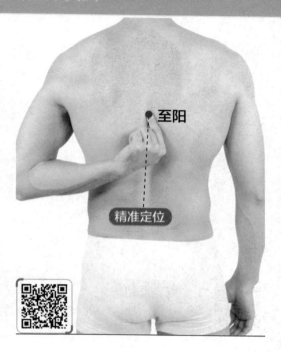

至阳

精准定位

至阳穴位于背部，后正中线上，第七胸椎棘突下凹陷处。

功 效 主 治

功效：利胆退黄，安和五脏；主治：黄疸、咳嗽、气喘、胃痉挛、胆囊炎等病症。

经 穴 疗 法

①**艾灸：** 用艾条温和灸至阳穴5～10分钟，以皮肤温热而无灼痛感为度。
②**刮痧：** 用面刮法刮拭至阳穴3分钟，以皮肤潮红为度。
③**按摩：** 用拇指指端点按至阳穴200下，以局部有酸胀感为度。

身柱 > 宁神镇咳治脊强

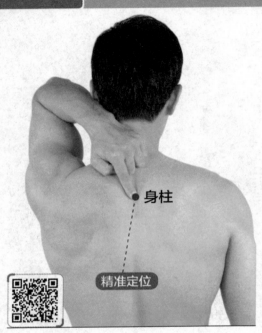

身柱

精准定位

身柱穴位于背部，当后正中线上，第三胸椎棘突下凹陷中。

功 效 主 治

功效：宣肺清热，宁神镇咳；主治：咳嗽、哮喘、肺炎、脊背强痛、多梦等病症。

经 穴 疗 法

①**刮痧**：用刮痧板的角部刮拭身柱穴3分钟，以出痧为度。

②**按摩**：用食指、中指指腹揉按身柱穴2~3分钟，以局部有酸胀感为度。

③**艾灸**：用艾条温和灸身柱穴10分钟，以皮肤温热而无灼痛感为度。

老中医临床经验

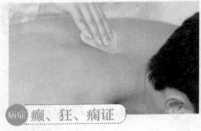

病症 **癫、狂、痫证**

最佳疗法：刮痧
穴位配方：身柱配水沟、内关、丰隆、心俞

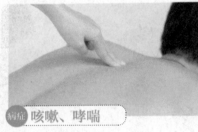

病症 **咳嗽、哮喘**

最佳疗法：按摩
穴位配方：身柱配风池、合谷、大椎

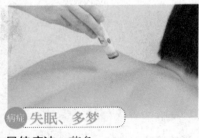

病症 **失眠、多梦**

最佳疗法：艾灸
穴位配方：身柱配内关、百会、神门

大椎 振奋阳气疗热病

老中医临床经验

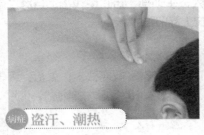

病症 盗汗、潮热

最佳疗法：按摩

穴位配方：大椎配肺俞、三阴交

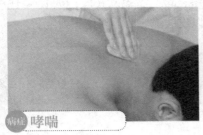

病症 哮喘

最佳疗法：刮痧或按摩

穴位配方：大椎配定喘、孔最

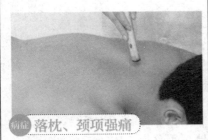

病症 落枕、颈项强痛

最佳疗法：艾灸或刮痧

穴位配方：大椎配列缺、肩井

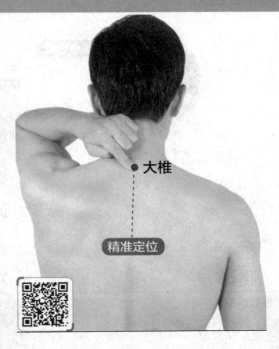

大椎

精准定位

大椎穴位于后正中线上，第七颈椎棘突下凹陷中。

功 效 主 治

功效：清热解表，截疟止痛；主治：风疹、热病、呃逆、项强、骨蒸潮热等病症。

经 穴 疗 法

①**按摩：**用食指、中指指腹揉按大椎穴100～200下，以局部有酸胀感为度。

②**刮痧：**用角刮法刮拭大椎穴3分钟，力度适中，稍出痧即可。

③**艾灸：**用艾条温和灸大椎穴10～15分钟，以皮肤温热而无灼痛感为度。

哑门 > 失语项强皆能疗

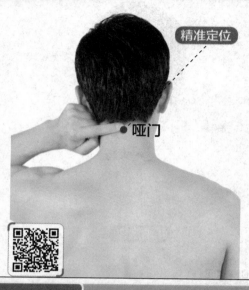

精准定位

哑门

哑门穴位于项部，后正中线上，当第二颈椎棘突上际凹陷中。

功 效 主 治

功效：醒脑开窍，散寒祛湿；主治：舌强不语、暴音、癫痫、头痛、项强等病症。

经 穴 疗 法

①按摩：用食指、中指指腹揉按哑门穴2~3分钟，以局部有酸胀感为度。

②艾灸：用艾条温和灸哑门穴10~15分钟，以皮肤温热而无灼痛感为度。

风府 > 通关开窍祛风邪

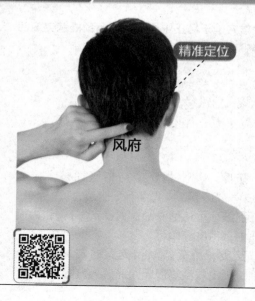

精准定位

风府

风府穴位于项部，枕外隆凸直下，两侧斜方肌之间凹陷中。

功 效 主 治

功效：散风息风，通关开窍；主治：失音、癫狂、脑卒中、头痛、头晕、失眠等病症。

经 穴 疗 法

①按摩：用食指、中指指腹揉按风府穴2~3分钟，以局部有酸胀感为度。

②艾灸：用艾条温和灸风府穴10~15分钟，以皮肤温热而无灼痛感为度。

神庭 〉宁神醒脑长智慧

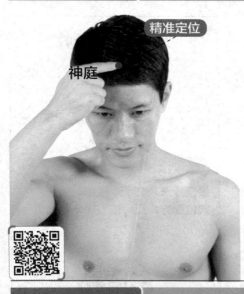

神庭穴位于前发际正中直上 0.5 寸处。

功 效 主 治

功效：宁神醒脑，降逆平喘；主治：失眠、头痛、心悸、记忆力减退、癫痫等病症。

经 穴 疗 法

①**按摩：**用食指、中指指尖揉按神庭穴100下，以局部有酸胀感为度。

②**艾灸：**用艾条温和灸神庭穴5～10分钟，以皮肤温热而无灼痛感为度。

人中 〉小小人中急救强

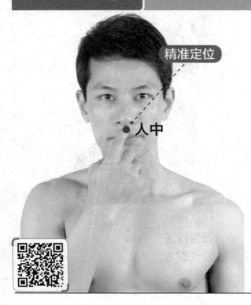

人中穴位于人中沟的上1/3与中1/3交点处。

功 效 主 治

功效：回阳救逆，疏通气血；主治：癫痫、脑卒中昏迷、腰背强痛等病症。

经 穴 疗 法

①**按摩：**用食指指腹揉按人中穴30～50下，以局部有酸痛感为度。

②**艾灸：**用艾条温和灸人中穴5～10分钟，以皮肤温热而无灼痛感为度。

百会 〉醒脑开窍和阴阳

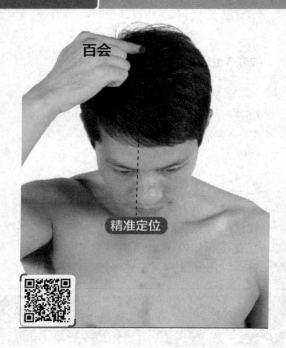

百会

精准定位

百会穴位于头部，当前发际正中直上 5 寸，或两耳尖连线的中点处。

功 效 主 治

功效：息风醒脑，升阳固脱；主治：头痛、鼻塞、眩晕、脱发、脑卒中失语等病症。

经 穴 疗 法

①**艾灸：**用艾条回旋灸百会穴10～15分钟，以皮肤温热而无灼痛感为度。
②**按摩：**用拇指指腹揉按百会穴60～100下，以局部有酸胀感为度。
③**刮痧：**用刮痧板的角部刮拭百会穴1～2分钟，力度轻柔。

老中医临床经验

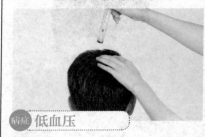

病症 **低血压**

最佳疗法：艾灸或按摩
穴位配方：百会配人中、足三里

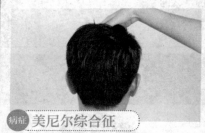

病症 **美尼尔综合征**

最佳疗法：按摩
穴位配方：百会配养老、风池、足临泣

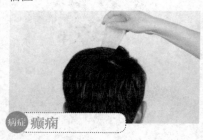

病症 **癫痫**

最佳疗法：刮痧
穴位配方：百会配人中、京骨

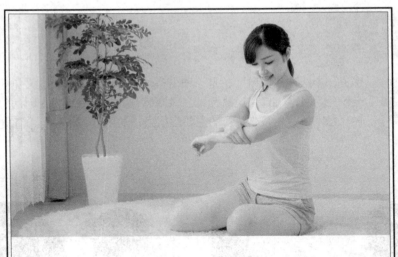

对症通"穴"
保健康

第
3
章

　　我们人体的每一个穴位都相当于一味中药，它们的任何一种神效，都是我们祖先用身体试验过而总结出来的。人生在世，难免会被小病小痛缠身，针药疗效无奈，特效穴位显灵，只要您学会使用经络并悟出穴位的深意，您就拥有了终生尽享健康的法宝。无论您在天涯海角，穴位伴您风雨同舟，为自己的身体开方，健康乾坤自在手上。本章将结合前文介绍30种生活常见病症的经穴疗法，做自己的好医生，健康一生。

感冒 辨证施治祛表邪

感冒，中医称"伤风"，是一种由多种病毒引起的呼吸道常见病。感冒一般分为风寒感冒和风热感冒。风寒感冒的主要症状为：起病急、发热轻、恶寒重等。风热感冒的主要症状为：发热重、恶寒轻、流黄涕等。

按摩疗法

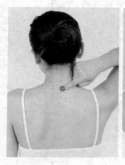
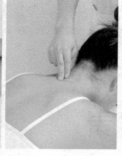

1 大椎

将食指、中指并拢，用两指指腹揉按大椎穴1～3分钟，以有酸胀感为度。

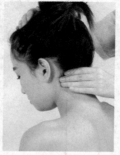

2 风池

将拇指与其余四指相对成钳形，拿捏风池穴1～3分钟，以有酸胀感为度。

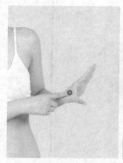
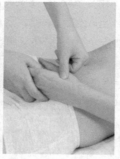

3 合谷

将拇指指腹置于合谷穴上，适当用力揉按1～3分钟，以有酸胀感为度。

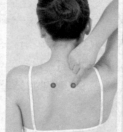
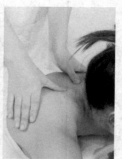

4 肺俞

用拇指指腹点按肺俞穴，一按一松，操作3～5分钟，以有酸胀感为度。

刮痧疗法

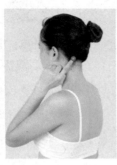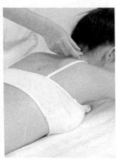 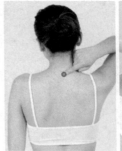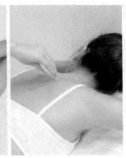

1 风池

用角刮法由上向下刮拭风池穴20～30下，由轻到重，刮至出痧为止。

2 大椎

用角刮法由上向下刮拭大椎穴20～30下，以出痧为度。

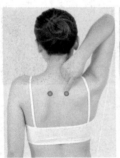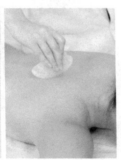 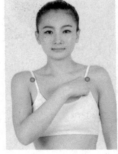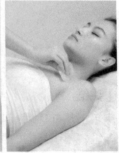

3 肺俞

用面刮法由上向下刮拭肺俞穴20～30下，以出痧为度。

4 中府

用刮痧板的侧边从外向内反复刮拭中府穴20～30下，以出痧为度。

小偏方大妙用

生姜红糖水

材料： 生姜10克，红糖适量。
制作及用法： 将生姜洗净，切片或切丝，煎水，再加入红糖，待糖溶化，趁热服下，可坚持饮用。

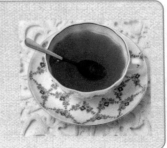

头痛 〉胀痛闷痛肢困重

头痛是临床常见的症状。痛感有轻有重，疼痛时间有长有短，形式也多种多样。常见有胀痛、闷痛、撕裂样痛、针刺样痛，部分伴有血管搏动感及头部紧箍感，以及发热、恶心、呕吐、头晕、纳呆、肢体困重等症状。

按摩疗法

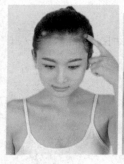 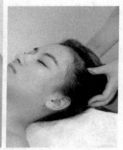

1 头维

用手指从前往后梳理头维穴，力度由轻渐重，再用拇指指腹揉按1～2分钟。

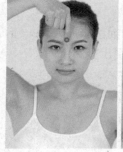 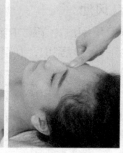

2 印堂

将拇指置于印堂穴上，揉按50下，力度适中，以有酸胀感为度。

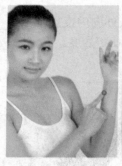 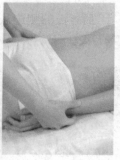

3 列缺

将拇指指腹置于列缺穴上揉按3分钟，力度适中，以有酸胀感为度。

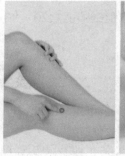 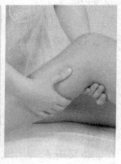

4 阳陵泉

将拇指指腹置于阳陵泉穴上揉按3分钟，力度适中，以有酸胀感为度。

刮痧疗法

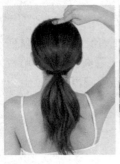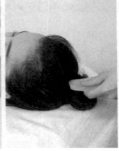

1 百会
用刮痧板角部自百会穴向四周呈放射性刮拭30下，力度以能承受为度。

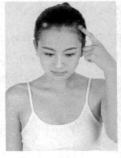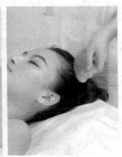

2 头维
用面刮法自上而下刮拭头维穴30下，以皮肤出现红晕为度。

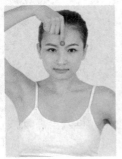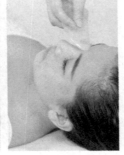

3 印堂
用角刮法刮拭印堂穴30下，力度适中，以潮红为度。

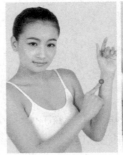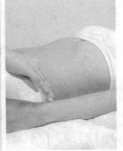

4 列缺
用角刮法刮拭列缺穴30下，力度微重，速度适中，以出痧为度。

小偏方大妙用

川芎香附茶

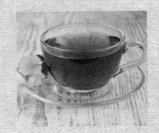

材料： 香附子 120 克，川芎 60 克，绿茶 6 克。

制作及用法： 先将香附子炒熟，再将炒香附子、川芎研成细末。服用时将绿茶放入杯中，冲入开水闷 10 分钟，取清汁趁热兑入药末 10 克，再闷 15 分钟，代茶饮用。

咳嗽 〉咽痒咽痛咳痰出

咳嗽是呼吸系统疾病的主要症状，中医认为咳嗽是因外感六淫影响于肺所致的有声有痰之症。咳嗽的原因有上呼吸道感染、支气管炎、肺炎、喉炎等。咳嗽的主要症状：喉痒欲咳；喉间有痰声，似水笛哮鸣声，易咳出。

按摩疗法

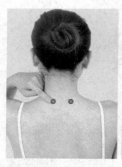
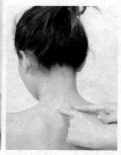

1 定喘

将食指指端置于定喘穴上，环形揉按3~5分钟，以有酸胀感为度。

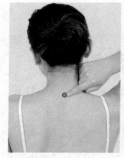
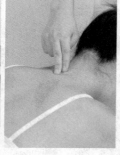

2 大椎

将食指、中指并拢置于大椎穴上，揉按1~2分钟，以有酸胀感为宜。

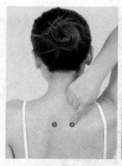
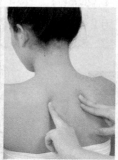

3 肺俞

将食指、中指并拢置于肺俞穴上，揉按3分钟，以有酸胀感为宜。

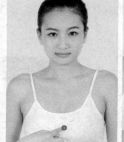
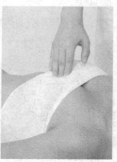

4 膻中

将食指、中指、无名指并拢，用三指指腹揉按膻中穴3分钟，以皮肤发红为度。

刮痧疗法

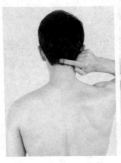 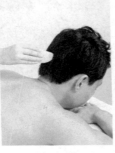

1 风府

用角刮法刮拭风府穴20~30下，由轻到重，刮至出痧为止。

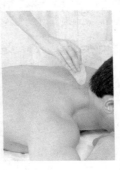

2 大椎

用角刮法由上向下刮拭大椎穴20~30下，由轻到重，刮至出痧为止。

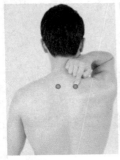 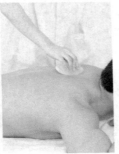

3 肺俞

用面刮法由上向下刮拭肺俞穴20~30下，由轻到重，刮至出痧为止。

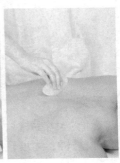

4 至阳

用面刮法由上向下刮拭至阳穴20~30下，由轻到重，刮至出痧为止。

小偏方大妙用

鱼腥草芦根汤

材料： 鱼腥草、芦根各20克，冰糖适量。

制作及用法： 将鱼腥草、芦根洗净，加入适量清水，煮至药汁剩一半，滤去药渣，加冰糖调味即可服用。

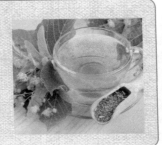

肺炎 〉高热寒战兼胸痛

肺炎是指终末气道、肺泡和肺间质等组织病变所发生的炎症。主要临床表现为寒战、高热、咳嗽、咳痰，深呼吸和咳嗽时，有少量或大量的痰。

按摩疗法

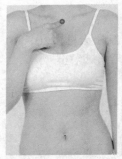

1 天突

将食指、中指并拢，用指腹环形揉按天突穴1分钟，力度轻柔。

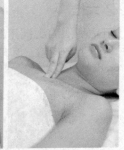

2 膻中

将掌根置于膻中穴上，逆时针揉按3~5分钟，以有酸胀感为宜。

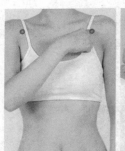

3 中府

先用食指和中指指腹点按中府穴100下，然后揉按2~3分钟，以有酸胀感为度。

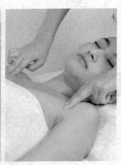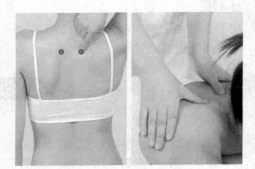

4 肺俞

将拇指指腹置于肺俞穴上，压按2分钟，以有酸痛感为宜。

刮痧疗法

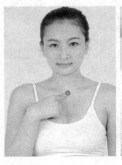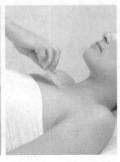

1 天突

用角刮法由上向下刮拭天突穴1~3分钟，由轻到重，以皮肤出现红晕为度。

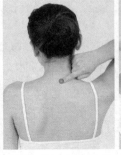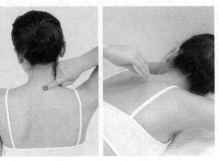

2 大椎

用刮痧板厚边棱角为着力点，由上至下刮拭大椎穴1~3分钟，以出痧为度。

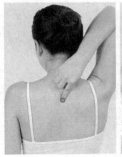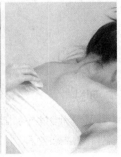

3 身柱

用刮痧板厚边为着力点，由上至下刮拭身柱穴1~3分钟，以出痧为度。

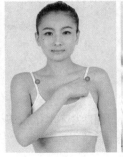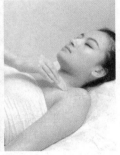

4 中府

用角刮法由上向下刮拭中府穴1~3分钟，以皮肤表面出现潮红为度。

小偏方大妙用

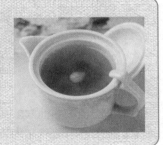

杏仁饮

材料： 杏仁10克，苏梗、前胡各15克，半夏5克，生姜3片。

制作及用法： 将上述材料用水煎，每日1剂，分3次服用。

哮喘 〉清肺化痰平咳喘

哮喘是指喘息、气促、咳嗽、胸闷等症状突然发生，或原有症状急剧加重，常有呼吸困难症状，以呼气量降低为其发病特征。

按摩疗法

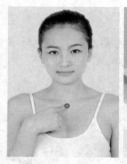 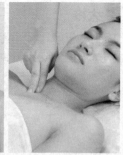

1 天突

将食指、中指并拢，用指尖环形揉按天突穴1分钟，力度轻柔。

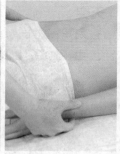

2 列缺

用拇指指腹揉按列缺穴3～5分钟，以局部有酸痛感为宜。

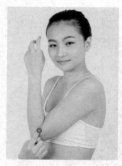 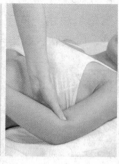 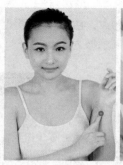 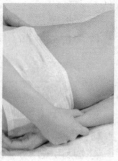

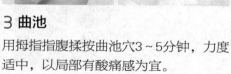

3 曲池

用拇指指腹揉按曲池穴3～5分钟，力度适中，以局部有酸痛感为宜。

4 内关

用拇指指腹揉按内关穴3～5分钟，以潮红、发热为佳。

刮痧疗法

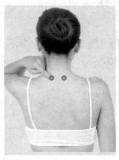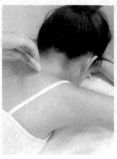

1 定喘

用面刮法由上向下刮拭定喘穴20～30下，由轻到重，以皮肤出现红晕为度。

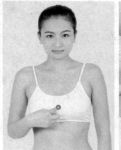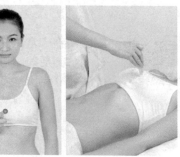

2 膻中

用角刮法刮拭膻中穴20～30下，力度轻柔，可不出痧。

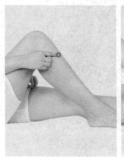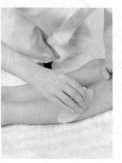

3 足三里

用面刮法由上向下刮拭足三里穴20～30下，由轻到重，刮至出痧为止。

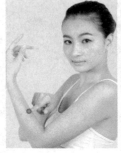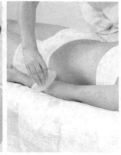

4 孔最

用刮痧板厚边棱角面侧刮拭孔最穴20～30下，以出痧为度。

小偏方大妙用

核桃杏仁蜜

材料： 杏仁、核桃仁各250克，蜂蜜适量。

制作及用法： 将杏仁加入适量清水放入锅中煮1小时，再加入核桃仁煮至收汁，加入蜂蜜，搅匀至沸腾即可食用。

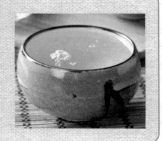

呕吐 > 反胃恶心血压低

呕吐是临床常见病症，既可单独为患，亦可见于多种疾病，是机体的一种防御反射。可分为三个阶段，即恶心、干呕和呕吐。恶心常为呕吐的前驱症状，表现为上腹部不适感，常伴有头晕、流涎。

按摩疗法

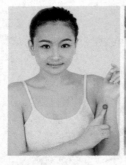 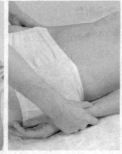

1 内关
将拇指指腹置于内关穴上，揉按1~2分钟，力度由轻渐重。

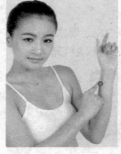 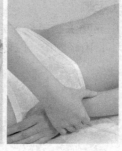

2 列缺
将拇指指端置于列缺穴上，揉按3分钟，力度适中，以有酸胀感为度。

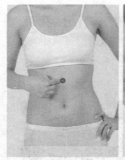 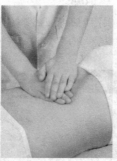 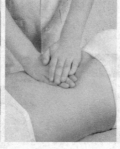

3 中脘
将双掌重叠置于中脘穴上，环形揉按2分钟，力度适中，以局部皮肤发热为宜。

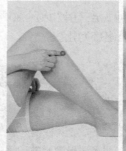 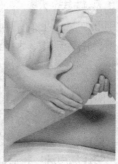

4 足三里
将拇指指腹置于足三里穴上，微用力压揉3分钟，以有酸胀感为度。

刮痧疗法

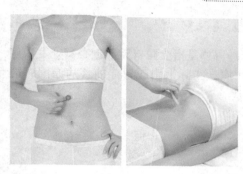

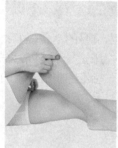
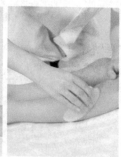

1 中脘

用面刮法刮拭中脘穴20～30下，力度不宜太大，以出痧为度。

2 足三里

用面刮法刮拭足三里穴20～30下，力度略重，以出痧为度。

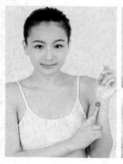
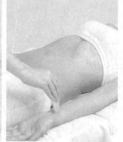

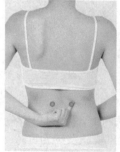
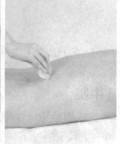

3 内关

用角刮法从上往下刮拭内关穴20～30下，力度适中，可不出痧。

4 胃俞

用刮痧板侧边从上往下刮拭胃俞穴20～30下，以皮肤潮红、发热为度。

小偏方大妙用

橘皮汤

材料：橘皮适量，盐1.5克。

制作及用法：将橘皮洗净，放在火上焙干后研成细末，加入食盐，加适量的水煮汤服用。

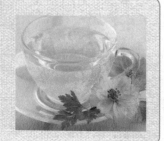

胃痛 〉胃脘心窝痛难忍

胃是人体重要的消化器官之一。胃痛是指上腹胃脘部近心窝处发生疼痛，是临床上一种很常见的病症。实际上引起胃痛的疾病原因有很多，有一些还是非常严重的疾病。

按摩疗法

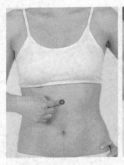 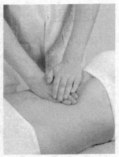

1 中脘

将双掌重叠置于中脘穴上，环形揉按2分钟，力度适中，以局部皮肤发热为宜。

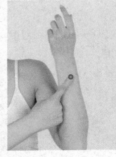 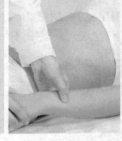

2 外关

将拇指指腹置于外关穴上，稍用力压按1~2分钟，以有酸胀感为宜。

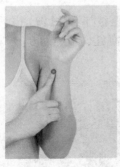 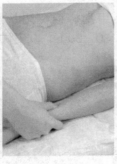

3 内关

用拇指指腹点按内关穴50下，力度由轻到重，以有酸胀感为宜。

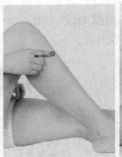 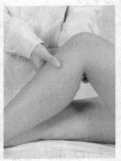

4 足三里

将拇指指端置于足三里穴上，用力压揉5分钟，以有酸胀感为宜。

刮痧疗法

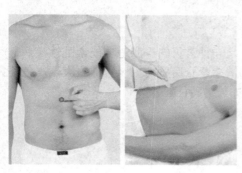

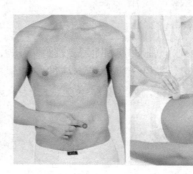

1 中脘
用角刮法刮拭中脘穴20～30下，力度不宜太大，以出痧为度。

2 天枢
用角刮法从上往下刮拭天枢穴20～30下，以出痧为度。

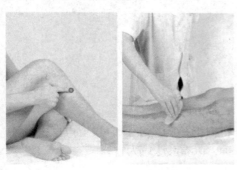

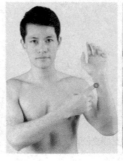

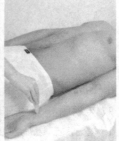

3 足三里
用面刮法刮拭足三里穴20～30下，力度略重，以出痧为度。

4 内关
用角刮法从上往下刮拭内关穴20～30下，力度适中，可不出痧。

小偏方大妙用

山楂大米粥
材料： 山楂30克，大米60克，白糖适量。
制作及用法： 将山楂煎取浓汁，取汁同大米、白糖一同煮粥，分2～3次服用。

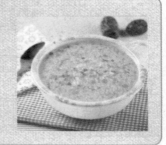

腹胀 > 排除胀气消化好

腹胀即腹部胀大或胀满不适，是一种常见的胃肠道功能紊乱性疾病，多见于青壮年，往往在劳累、情绪紧张后发病。以腹部胀大、皮色苍黄，甚至脉络暴露、腹皮绷急如鼓为特征。

按摩疗法

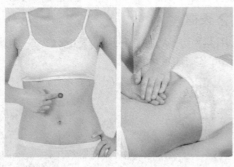

1 中脘

双手掌重叠紧贴于中脘穴，旋转揉按1～2分钟，以局部皮肤发热为宜。

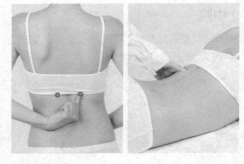

2 脾俞

将拇指指腹置于脾俞穴上点揉3～5分钟，以有酸胀感为宜。

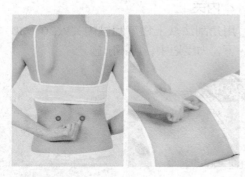

3 胃俞

用食指指腹点按胃俞穴2～3分钟，以有酸胀感为宜。

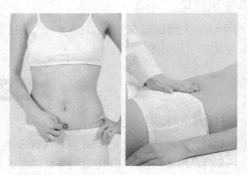

4 关元

将手掌贴于关元穴上，旋转按摩1～2分钟，以局部皮肤发热为宜。

刮痧疗法

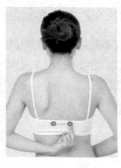
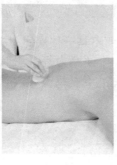
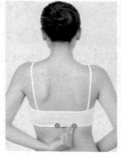
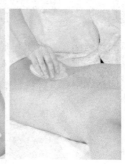

1 肝俞

用刮痧板侧边从上往下刮拭肝俞穴1~3分钟，以皮肤潮红、发热为度。

2 脾俞

用刮痧板侧边棱角从上往下刮拭脾俞穴1~3分钟，以皮肤潮红、发热为度。

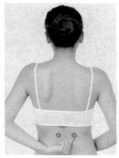
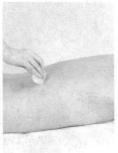
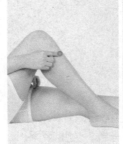
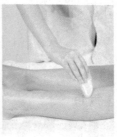

3 胃俞

用刮痧板侧边从上往下刮拭胃俞穴1~3分钟，以皮肤潮红、发热为度。

4 足三里

用刮痧板角部从上往下刮拭足三里穴1~3分钟，力度适中，可不出痧。

小偏方大妙用

麦芽神曲汤

材料： 大麦芽、神曲各20克。

制作及用法： 将上述材料一起入锅，加入适量清水，煎浓汁液。待温时取汁服用，可长期饮用。

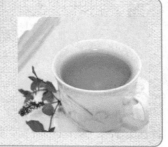

便秘 排便减少腹胀满

便秘是临床常见的复杂症状，而不是一种疾病，主要是指排便次数减少、粪便量减少、粪便干结、排便费力等。引起功能性便秘的原因有：饮食不当，如饮水过少或进食含纤维素的食物过少。

按摩疗法

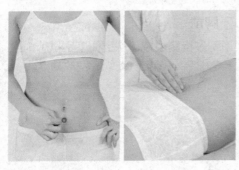 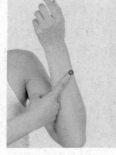 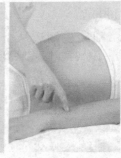

1 气海

将食指、中指、无名指三指并拢，用指腹环形揉按气海穴5分钟，力度轻柔。

2 支沟

用食指尖压按支沟穴5分钟，力度适中，以局部感到胀痛为宜。

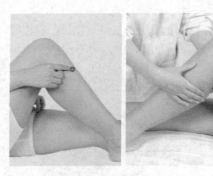 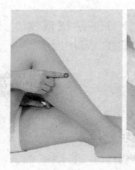

3 足三里

将拇指指腹置于足三里穴上，适当用力揉按1分钟，以有酸胀感为度。

4 上巨虚

将拇指指尖置于上巨虚穴上，微用力压揉3分钟，以局部有酸胀痛为宜。

刮痧疗法

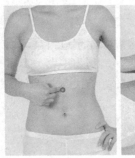 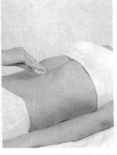

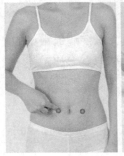 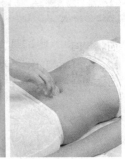

1 中脘

用刮痧板侧边刮拭中脘穴1~3分钟，力度适中，以皮肤潮红为度。

2 天枢

用刮痧板角部点揉天枢穴1~3分钟，以有酸胀感为度。

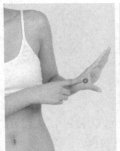 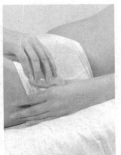

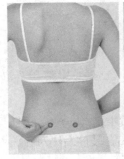 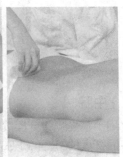

3 合谷

用刮痧板角部刮拭合谷穴1~3分钟，力度适中，可不出痧。

4 大肠俞

用面刮法由上往下轻刮大肠俞1~3分钟，不可逆刮，以皮肤潮红为度。

小偏方大妙用

香蕉蜂蜜汁

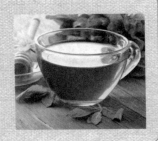

材料： 香蕉1根，蜂蜜适量。

制作及用法： 将香蕉去皮，切段，放进榨汁机中榨汁，将汁倒入杯中，加入蜂蜜调匀即可。早晚各饮用1次，坚持服用1星期。

腹泻 > 排便清稀次数多

腹泻是大肠疾病最常见的一种症状，是指排便次数明显超过日常习惯的排便次数，粪质稀薄，水分增多，每日排便总量超过200克。正常人群每天只需排便1次，且大便成形，颜色呈黄褐色。

按摩疗法

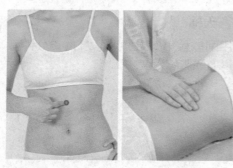

1 中脘

用手掌先顺时针揉按中脘穴5分钟，再逆时针揉按5分钟，以局部皮肤发热为宜。

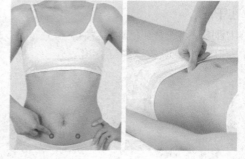

2 大巨

用拇指指尖揉按大巨穴5分钟，力度由轻到重，以有酸胀感为宜。

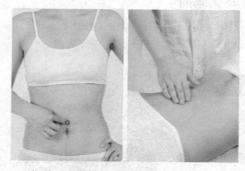

3 水分

将食指、中指、无名指并拢，用指腹揉按水分穴1~3分钟，以潮红、发热为佳。

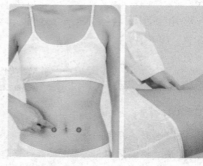

4 天枢

用拇指指腹以顺时针方向揉按天枢穴2~3分钟，以潮红、发热为佳。

刮痧疗法

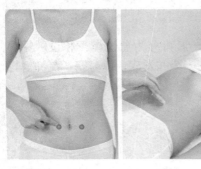

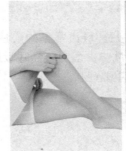
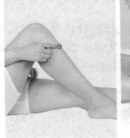

1 天枢
用刮痧板侧边从上往下刮拭天枢穴1～3分钟，以出痧为度。

2 足三里
用刮痧板角部从上往下刮拭足三里穴1～3分钟，力度适中，可不出痧。

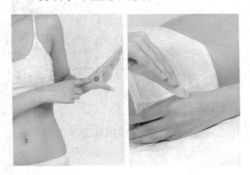

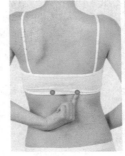
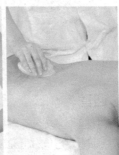

3 合谷
用刮痧板角部刮拭合谷穴1～3分钟，力度适中，可不出痧。

4 脾俞
用刮痧板侧边棱角从上往下刮拭脾俞穴1～3分钟，以皮肤潮红、发热为度。

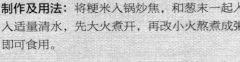

小偏方大妙用

粳米粥

材料： 粳米100克，葱末适量，盐少许。

制作及用法： 将粳米入锅炒焦，和葱末一起入砂锅中，加入适量清水，先大火煮开，再改小火熬煮成粥，加盐调味即可食用。

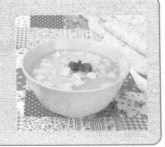

鼻炎 〉鼻塞流涕嗅觉差

鼻炎是五官科最常见的疾病之一，一般可分为急性鼻炎和过敏性鼻炎。急性鼻炎多为急性呼吸道感染的一个并发症，以鼻塞、流涕、打喷嚏为主要症状。

按摩疗法

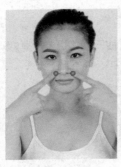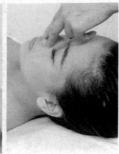

1 迎香

用中指指腹轻轻点按迎香穴30下，再以顺时针方向做回旋揉动1分钟。

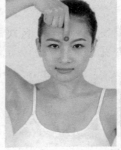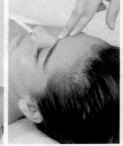

2 印堂

用食指、中指指腹揉按印堂穴1分钟，以感到酸胀为度。

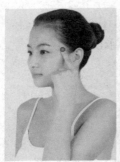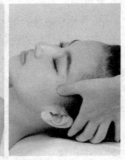

3 太阳

用拇指指腹揉按太阳穴1分钟，力度适中，以有酸胀感为度。

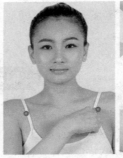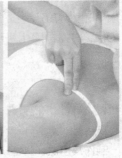

4 中府

用食指、中指指腹揉按中府穴1分钟，力度适中，以有酸胀感为宜。

刮痧疗法

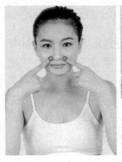 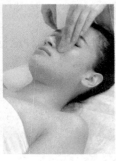 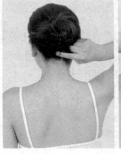

1 迎香

用角刮法刮拭迎香穴30下，力度适中，可不出痧。

2 风府

用刮痧板角部由内往外刮拭风府穴20~30下，至不再出现新痧为止。

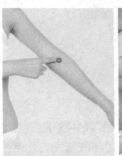 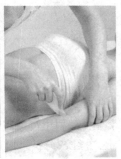 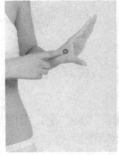 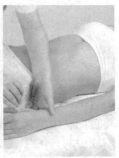

3 尺泽

用角刮法刮拭尺泽穴20~30下，力度适中，以出痧为度

4 合谷

用角刮法刮拭合谷穴20~30下，力度适中，以出痧为度。

小偏方大妙用

盐水洗鼻法

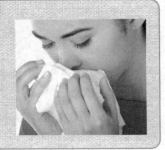

材料： 无碘食盐5克，温开水500毫升，洗鼻器1个。

制作及用法： 将食盐加入温开水中调匀即成生理盐水。使用洗鼻器，将生理盐水送入鼻孔，流经鼻前庭（露在头部外面的部分）、鼻窦、鼻道绕经鼻咽部，或从一侧鼻孔排出，或从口部排出，每日可清洗1~2次。

肩周炎 上肢难举肩疼痛

肩周炎是肩部关节囊和关节周围软组织的一种退行性、炎症性慢性疾患。主要临床表现为患肢肩关节疼痛，昼轻夜重，活动受限，日久肩关节肌肉可出现萎缩。

按摩疗法

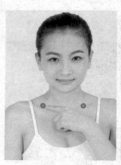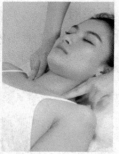

1 缺盆

将食指、中指紧并置于缺盆穴上，用指腹揉按2分钟，以局部酸胀为宜。

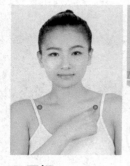

2 云门

将食指、中指、无名指紧并置于云门穴上，揉按2分钟，以局部酸胀为宜。

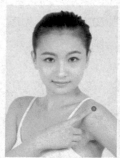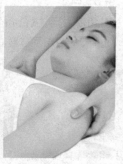

3 肩髃

将拇指指腹置于肩髃穴上揉按3分钟，力度适中，以局部酸胀为宜。

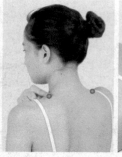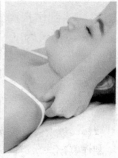

4 肩井

将拇指、食指、中指指腹置于肩井穴上捏揉3分钟，以局部酸胀为宜。

刮痧疗法

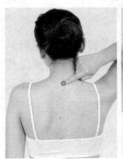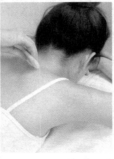

1 大椎

用面刮法刮拭大椎穴20～30下，力度
由轻渐重，以出痧为度。

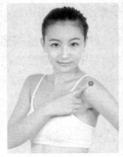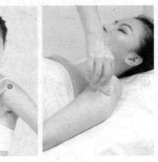

2 肩髃

用刮痧板的角部刮拭肩髃穴20～30
下，力度由轻到重，以出痧为度。

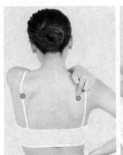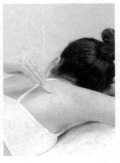

3 天宗

用刮痧板的角部刮拭天宗穴20～30
下，力度略重，以出痧为度。

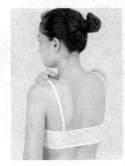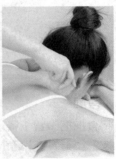

4 肩井

用刮痧板的边缘刮拭肩井穴20～30
下，力度适中，以出痧为度。

小偏方大妙用

当归血藤汤

材料：当归、鸡血藤各15克，桑枝20克，木香、陈皮、
赤芍各10克。
制作及用法：将六味药材洗净，一同放入药包，加入适量
清水用小火煎熬，待药效析出，取汁饮用。

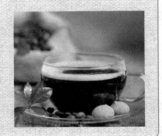

坐骨神经痛 > 腰臀疼痛连下肢

坐骨神经痛指坐骨神经病变，沿坐骨神经通路即腰、臀部、大腿后、小腿后外侧和足外侧发生的疼痛症状群，呈烧灼样或刀刺样疼痛，夜间痛感加重。

按摩疗法

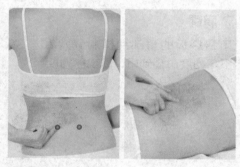

1 肾俞

将食指指腹置于肾俞穴上，适当用力揉按2~3分钟，以有酸胀感为宜。

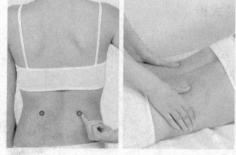

2 志室

将拇指指腹置于志室穴上，适当用力揉按2~3分钟，以有酸胀感为宜。

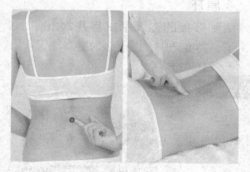

3 命门

将食指、中指并拢，用两指指腹压按命门穴2~3分钟，以有酸胀感为宜。

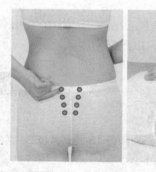

4 八髎

用手掌横擦八髎穴3~5分钟，以局部皮肤发热为宜。

刮痧疗法

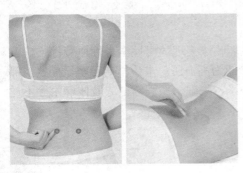

1 肾俞

用刮痧板的侧边由轻至重地刮拭肾俞穴1~3分钟，至皮肤潮红、发热即可。

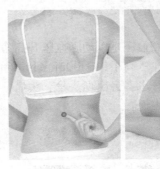

2 命门

用刮痧板的角部由轻到重地刮拭命门穴1~3分钟，至皮肤潮红、发热即可。

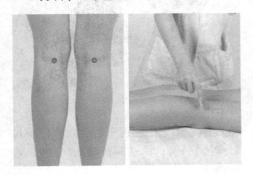

3 委中

用刮痧板的侧边刮拭委中穴1~3分钟，力度由轻到重，以出痧为度。

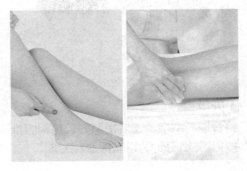

4 悬钟

用面刮法刮拭悬钟穴1~3分钟，力度由轻到重，至皮肤潮红、发热即可。

小偏方大妙用

大黄化瘀贴

材料： 大黄6克，葱白30克。

制作及用法： 将大黄研成细末，葱白捣成泥，将两者混匀，入锅内炒热，再贴敷在痛处，每日换1次，坚持1星期。

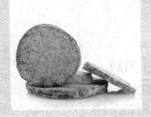

高血压 > 面赤身热兼头痛

高血压是以动脉血压升高为主要临床表现的慢性全身性血管性疾病，血压高于140/90mmHg即可诊断为高血压。本病早期无明显症状，部分患者会出现头晕、头痛、心悸、失眠、颜面潮红或肢体麻木等不适表现。

按摩疗法

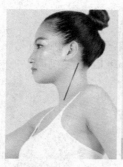
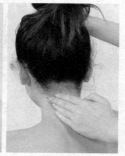

1 桥弓

将食指、中指、无名指紧并，用指腹推按桥弓穴1分钟，以有酸胀感为度。

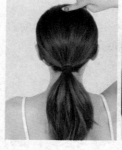
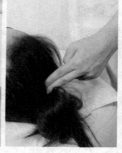

2 百会

将食指、中指指腹置于百会穴上，顺时针揉按1分钟，再逆时针揉按1分钟，力度稍轻。

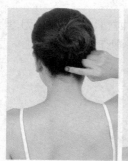
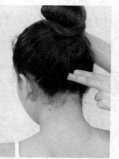

3 风府

将食指与中指并拢按在风府穴上，用指腹环形揉按3分钟，以有酸胀感为宜。

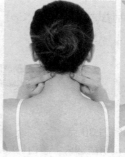
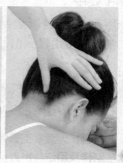

4 天柱

用拇指指腹揉按天柱穴1分钟，力度适中，以潮红、发热为度。

刮痧疗法

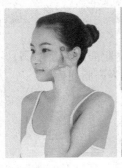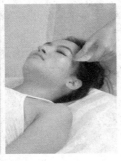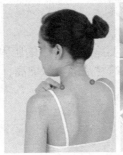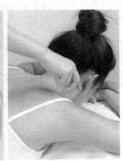

1 太阳

用角刮法刮拭太阳穴20～30下，力度适中，以局部皮肤潮红为度。

2 肩井

用面刮法刮拭肩井穴20～30下，刮至皮肤潮红出痧为止。

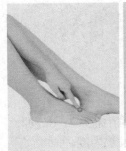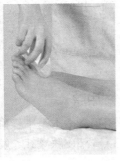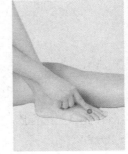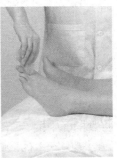

3 太冲

用角刮法刮拭太冲穴20～30下，手法连贯，力度适中，以潮红为度。

4 内庭

用角刮法自上而下刮拭内庭穴20～30下，力度适中，可不出痧。

小偏方大妙用

决明子茶

材料： 决明子250克，蜂蜜3毫升。

制作及用法： 将决明子放入杯中，用开水冲泡，待温时再加入蜂蜜，调匀即可。可长期代茶饮用。

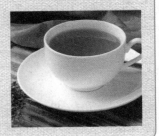

高脂血症 > 高危疾病病因魁

血脂主要是指血清中的胆固醇和三酰甘油。无论是胆固醇含量增高，还是三酰甘油的含量增高，或是两者皆增高，统称为高脂血症。

按摩疗法

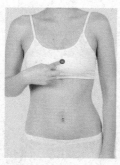
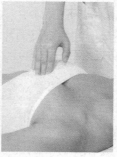

1 膻中

将食指、中指、无名指并拢，三指指腹置于膻中穴上揉按1～2分钟。

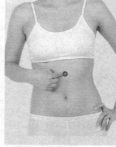
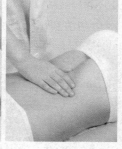

2 中脘

用手掌由上至下揉推中脘穴2～3分钟，以局部皮肤潮红、发热为度。

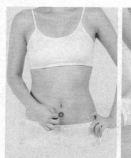
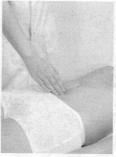

3 气海

将食指、中指、无名指并拢，用指腹轻揉气海穴3分钟，以有酸胀感为宜。

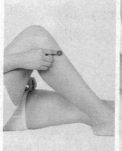
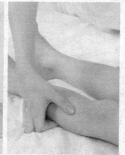

4 足三里

用拇指指腹揉按足三里穴3分钟，力度适中，以有酸胀感为宜。

刮痧疗法

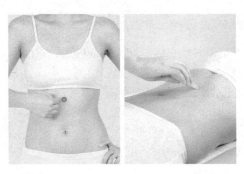

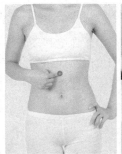
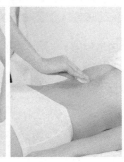

1 上脘
用刮痧板的厚边棱角刮拭上脘穴20～30下，力度适中，以皮肤出现红晕为度。

2 中脘
用角刮法刮拭中脘穴20～30下，力度适中，以潮红、出痧为度。

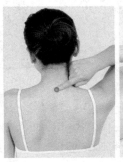
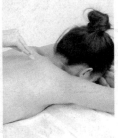

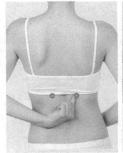
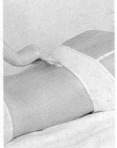

3 大椎
用刮痧板的角部由上至下地刮拭大椎穴20～30下，力度轻柔，可不出痧。

4 脾俞
用面刮法刮拭脾俞穴20～30下，以皮肤出现红晕为度。

小偏方大妙用

冬瓜汤

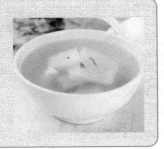

材料： 冬瓜250克，盐少许。

制作及用法： 将冬瓜洗净切块，锅中注入适量清水烧开，放入冬瓜块，煮至软烂，加少许盐调味，即可食用。

糖尿病 〉三多一少脏腑伤

糖尿病是由于血中胰岛素相对不足，导致血糖过高，出现糖尿，进而引起脂肪和蛋白质代谢紊乱的疾病。临床上可出现多尿、烦渴、多饮、多食、消瘦等表现，持续高血糖与长期代谢紊乱等症状。

按摩疗法

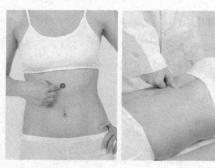

1 中脘

用拇指指腹环形揉按中脘穴3～5分钟，力度适中，以有酸胀感为宜。

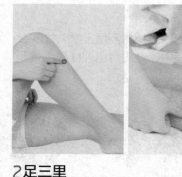

2 足三里

用拇指指腹揉按足三里穴3～5分钟，力度适中，以局部有酸胀感为宜。

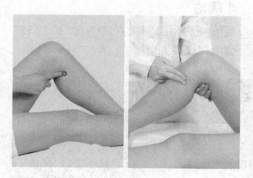

3 阴陵泉

用食指、中指指腹揉按阴陵泉穴1～3分钟，力度适中，以潮红、发热为度。

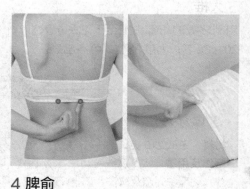

4 脾俞

用食指指腹点揉脾俞穴3～5分钟，力度适中，以潮红、发热为度。

刮痧疗法

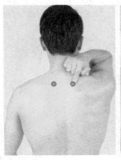 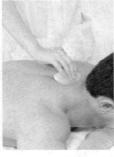

1大杼
用刮痧板的厚边刮拭大杼穴30~50下，手法连贯，以出痧为度。

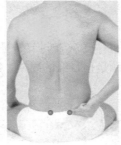 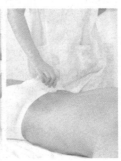

2膀胱俞
用刮痧板的角部由上至下刮拭膀胱俞穴30~50下，力度微重，以出痧为度。

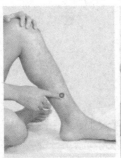 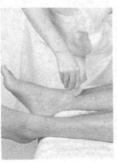

3三阴交
用刮痧板的角部刮拭三阴交穴30~50下，刮至不再出现新痧为止。

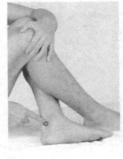 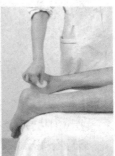

4 太溪
用角刮法刮拭太溪穴30~50下，力度适中，以皮肤出现红晕为度。

小偏方大妙用

玉竹人参饮

材料： 黄芪50克，人参、菟丝子、女贞子各15克，玉竹、玄参、天冬、枸杞各20克，生地、山药各25克。

制作及用法： 将上述药材用水煎服。

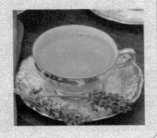

月经不调 > 冲任失调经紊乱

月经是机体受激素调节而呈现的有规律的周期性子宫内膜脱落现象。月经不调是指月经的周期、经色、经量、经质发生了改变。

按摩疗法

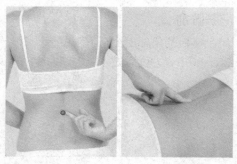

1 命门

将食指、中指并拢，用指腹点按命门穴3～5分钟，以局部酸痛为度。

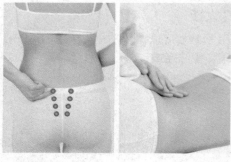

2 八髎

将双掌重叠置于八髎穴上，揉按3～5分钟，以局部皮肤发热为宜。

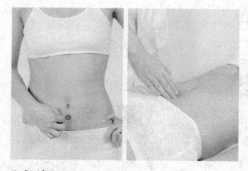

3 气海

将食指、中指、无名指并拢，用指腹揉按气海穴3～5分钟，以有酸胀感为宜。

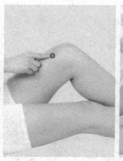
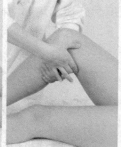

4 血海

用拇指指端掐按血海穴3～5分钟，力度适中，以有酸胀感为宜。

刮痧疗法

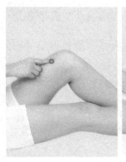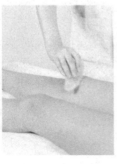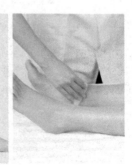

1 血海

用面刮法刮拭血海穴20～30下，力度轻柔，以皮肤出现红晕为度。

2 三阴交

用面刮法刮拭三阴交穴20～30下，至皮肤发红出痧为止。

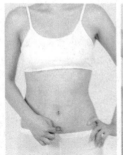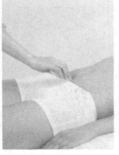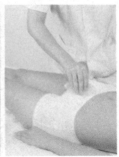

3 关元

用角刮法刮拭关元穴20～30下，力度由轻加重，以潮红、发热为度。

4 子宫

用角刮法刮拭子宫穴20～30下，以顺时针方向旋动刮痧板，轻柔地旋转刮拭。

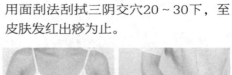

小偏方大妙用

益母草调经方

材料： 香附9克，益母草12克，川芎6克。

制作及用法： 将药材洗净，加入适量清水煮沸后再一次煮沸，按此方法煎药两次，将两次获得的药剂混合，再将药剂分为3份，于饭后半小时温热服用，每月服用10剂。

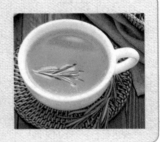

痛经 〉气血失和行经痛

痛经是指妇女在月经前后或经期，出现下腹部或腰骶部剧烈疼痛，严重时伴有恶心、呕吐、腹泻，甚至昏厥。中医认为本病多因情志郁结，或经期受寒饮冷，以致经血滞于胞宫；或体质素弱，胞脉失养引起疼痛。

按摩疗法

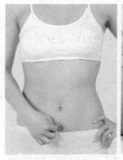
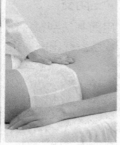

1 关元

用手掌顺时针轻揉关元穴3~5分钟，力度适中，以局部皮肤潮红、发热为宜。

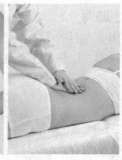

2 肾俞

将双掌重叠置于肾俞穴上，适当用力压按2分钟，以有酸胀感为宜。

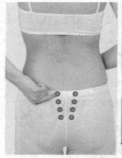
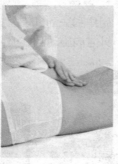

3 八髎

将双掌重叠置于八髎穴上，适当用力揉按2分钟，以透热为度。

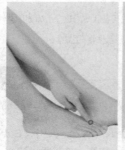
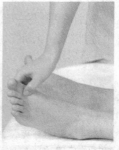

4 行间

将拇指指腹置于行间穴上，适当用力推揉1分钟，以有酸胀感为宜。

刮痧疗法

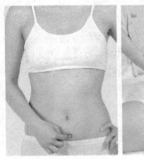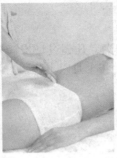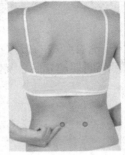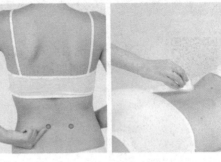

1 关元

用面刮法刮拭关元穴20～30下，力度由轻加重，以潮红、发热为度。

2 肾俞

用刮痧板的角部由轻至重地刮拭肾俞穴20～30下，以潮红、发热为度。

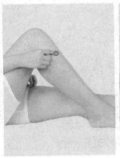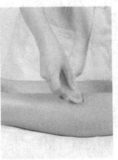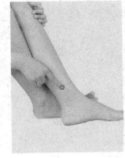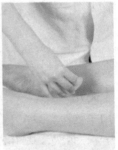

3 足三里

用刮痧板的角部从上往下刮拭足三里穴20～30下，力度略重，可不出痧。

4 三阴交

用角刮法刮拭三阴交穴20～30下，力度适中，以潮红、出痧为度。

小偏方大妙用

红糖生姜饮

材料： 生姜30克，红糖适量。

制作及用法： 将生姜洗净切成丝，加入适量清水熬煮约15分钟，放入红糖拌匀即可，于月经前几日服用。

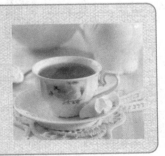

闭经 〉功能失调经不来

正常女子一般14岁左右月经来潮，凡超过18岁尚未来潮者，为原发性闭经。月经周期建立后，又停经6个月以上者，为继发性闭经。

按摩疗法

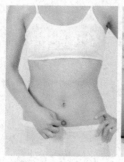 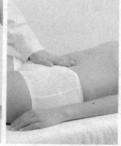

1 关元

用手掌在关元穴上用力向下压按，一按一松为1次，共60次。

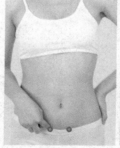 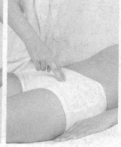

2 归来

用食指、中指指腹揉按归来穴1~3分钟，至局部有微热感为佳。

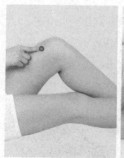 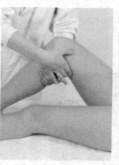

3 血海

用拇指指腹揉按血海穴5分钟，力度适中，以潮红、发热为度。

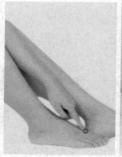 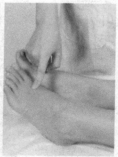

4 太冲

用食指指腹点按太冲穴1~3分钟，力度适中，以有酸胀感为宜。

刮痧疗法

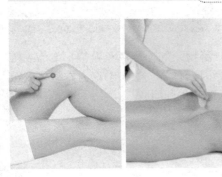

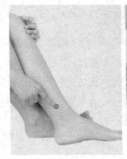

1 血海

用面刮法刮拭血海穴20～30下，力度适中，以潮红、出痧为度。

2 三阴交

用面刮法刮拭三阴交穴20～30下，力度适中，以潮红、出痧为度。

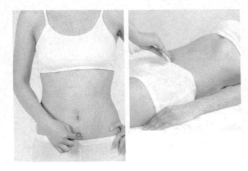

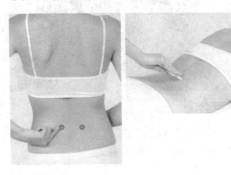

3 关元

用面刮法刮拭关元穴20～30下，力度由轻至重，以潮红、发热为度。

4 肾俞

用刮痧板的侧边由轻至重地刮拭肾俞穴20～30下，以皮肤潮红、发热为度。

小偏方大妙用

柏子仁丹参方

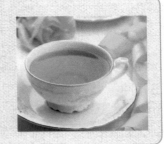

材料： 柏子仁、丹参、熟地、川续断、泽兰叶、川牛膝、炒当归、赤白芍、山楂各10克，茺蔚子、生茜草各15克，炙鳖甲（先煎）9克。

制作及用法： 将以上药材用水泡30分钟，煎汁服用。

带下病 〉湿热气血常为因

带下病指阴道分泌多量或少量的分泌物，气味及色泽异常，常与生殖系统局部炎症、肿瘤或身体虚弱等因素有关。中医学认为本病多因湿热下注或气血亏虚，致带脉失约、冲任失调而成。

按摩疗法

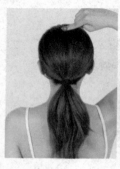
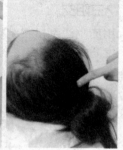

1 百会

用食指指腹轻揉百会穴2分钟左右，力度由轻到重，以有酸胀感为宜。

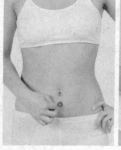
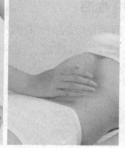

2 气海

用手掌根部揉按气海穴2分钟左右，力度适中，以局部皮肤发热为宜。

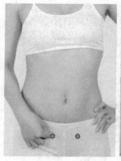
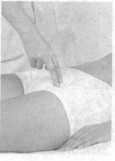

3 气冲

用食指、中指指腹揉按气冲穴1～3分钟，力度适中，以有酸胀感为宜。

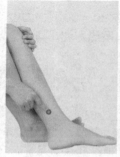
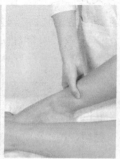

4 三阴交

用拇指指腹揉按三阴交穴1～2分钟，力度适中，以有酸胀感为度。

刮痧疗法

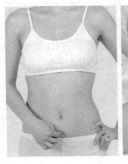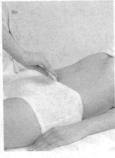

1 关元

用面刮法刮拭关元穴20~30下，力度由轻到重，以潮红、发热为度。

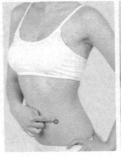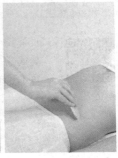

2 带脉

用刮痧板的侧边由轻到重地刮拭带脉穴20~30下，以皮肤潮红为度。

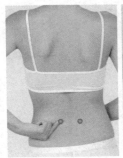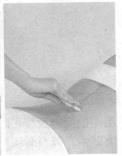

3 肾俞

用刮痧板的侧边由轻至重地刮拭肾俞穴20~30下，以皮肤潮红、发热为度。

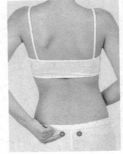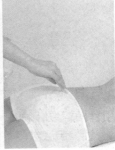

4 次髎

用刮痧板的侧边由轻到重地刮拭次髎穴20~30下，以出痧为度。

小偏方大妙用

白果粳米粥

材料： 白果10克，粳米100克，盐少许。

制作及用法： 将白果和粳米加入适量清水一同煮成粥，加盐调味食用，每日2次。

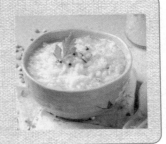

崩漏 > 下血不止辨缓急

崩漏相当于西医的功能性子宫出血，是指妇女非周期性子宫出血，其发病急骤，暴下如注，大量出血者为"崩"；病势缓，出血量少，淋漓不绝者为"漏"。

按摩疗法

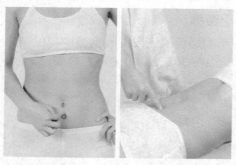

1 气海

用食指指腹以顺时针的方向揉按气海穴3分钟，手法宜轻柔。

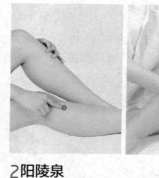

2 阳陵泉

用拇指指腹压按阳陵泉穴1～2分钟，力度适中，以有酸胀感为宜。

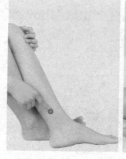

3 三阴交

用拇指指腹压按三阴交穴3～5分钟，力度适中，以潮红、发热为度。

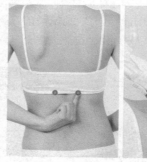
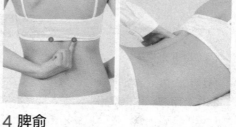

4 脾俞

用拇指指腹以顺时针的方向揉按脾俞穴2分钟，以潮红、发热为度。

刮痧疗法

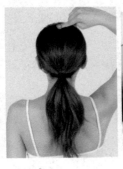
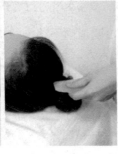

1 百会
用角刮法刮拭百会穴1~3分钟，力度适中，以潮红、发热为度。

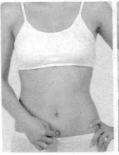
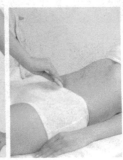

2 关元
用面刮法刮拭关元穴1~3分钟，力度由轻到重，以潮红、发热为度。

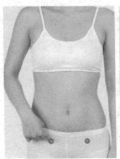
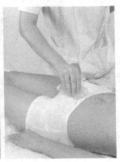

3 子宫
用角刮法刮拭子宫穴3分钟，以顺时针方向旋动刮痧板，均匀持续而轻柔地旋转。

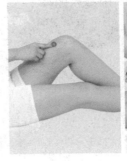
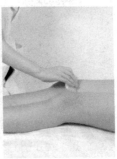

4 血海
用面刮法刮拭血海穴1~3分钟，力度适中，以潮红、出痧为度。

小偏方大妙用

当归鸡汤

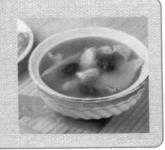

材料： 母鸡1只，当归30克，大枣10克，姜、葱各少许，胡椒面、盐各适量。

制作及用法： 将鸡处理干净，当归洗去浮灰。把母鸡放入砂锅内，同时加水、大枣、当归、姜、葱、盐，盖严锅盖，先大火烧开，再用小火炖1小时，出锅时撒胡椒面，佐餐食用。

子宫脱垂 〉 小腹坠胀腰酸痛

子宫脱垂是指子宫从正常位置沿阴道向下移位的病症。其病因为支托子宫及盆腔脏器之组织损伤或失去支托力，以及骤然或长期增加腹压。常见症状为腹部下坠、腰酸。

按摩疗法

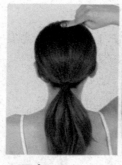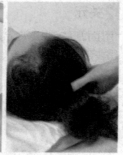

1 百会

将拇指指端置于百会穴上，先顺时针揉按1分钟，后逆时针揉按1分钟。

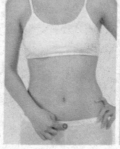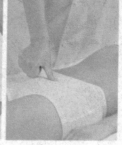

2 中极

用拇指指腹揉按中极穴5分钟，力度适中，以有酸胀感为宜。

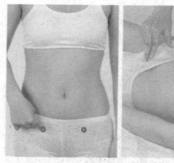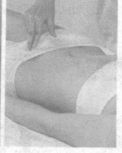

3 子宫

用食指、中指指腹在子宫穴上用力向下压按3分钟，操作时压按的力量要由轻而重。

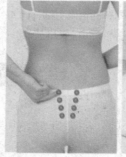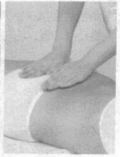

4 八髎

用手掌来回横擦八髎穴3分钟，力度适中，以透热为度。

刮痧疗法

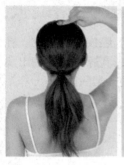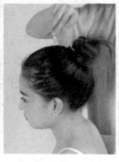

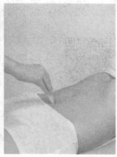

1 百会

用刮痧板的角部着力于百会穴，缓慢地点揉压按1～3分钟，以有酸胀感为度。

2 气海

用刮痧板的角部刮拭气海穴1～3分钟，由轻渐重，刮至不再出现新痧为止。

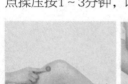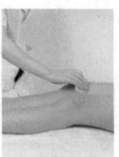

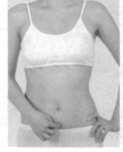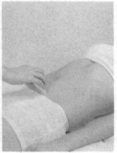

3 血海

用面刮法从上往下刮拭血海穴1～3分钟，刮至不再出现新痧为止。

4 关元

用面刮法刮拭关元穴1～3分钟，刮至不再出现新痧为止。

小偏方大妙用

熟地续断汤

材料： 党参、熟地、炒白术各20克，炒白芍12克，桑寄生、山药各10克，山茱萸、枸杞、炒杜仲、续断各6克，炙甘草3克。

制作及用法： 将以上药材用水煎服，每日1剂，分3次服用。

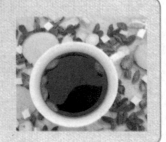

乳腺增生 〉乳房肿块伴疼痛

乳腺增生是女性最常见的乳房疾病，其发病率占乳腺疾病的首位。乳腺增生症是正常乳腺小叶生理性增生与复旧不全，乳腺正常结构出现紊乱，属于病理性增生，它是既非炎症又非肿瘤的一类病。

刮痧疗法

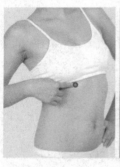 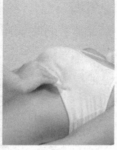

1 乳根
用角刮法刮拭乳根穴20～30下，力度轻柔，以患者能忍受为度。

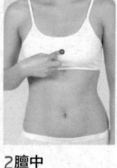 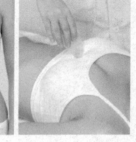

2 膻中
用角刮法刮拭膻中穴20～30下，力度适中，可不出痧。

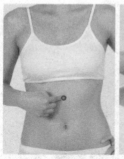 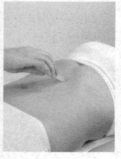

3 中脘
用角刮法刮拭中脘穴20～30下，力度适中，以出痧为度。

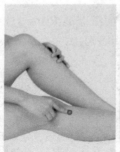 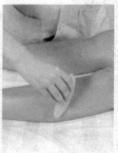

4 阳陵泉
用面刮法自上而下刮拭阳陵泉穴20～30下，力度适中，以出痧为度。

拔罐疗法

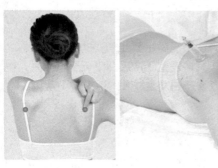

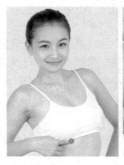

1 天宗

将气罐吸附在天宗穴上，留罐10分钟，以局部皮肤潮红、充血为度。

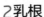

2 乳根

将气罐吸附在乳根穴上，留罐10分钟，以局部皮肤潮红为度。

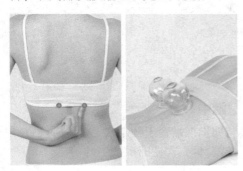

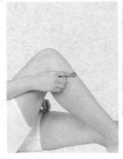

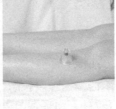

3 脾俞

将火罐扣在脾俞穴上，留罐10分钟，以局部皮肤潮红为度。

4 足三里

将气罐吸附在足三里穴上，留罐15分钟，以局部皮肤潮红为度。

小偏方大妙用

丝瓜木耳汤

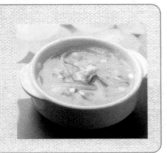

材料： 水发黑木耳50克，丝瓜300克，盐、葱花、食用油各适量。

制作及用法： 将丝瓜洗净切片，加入适量清水煮至丝瓜断生，加入黑木耳略煮，加食用油、盐、葱花调味即可食用。

产后缺乳 气血亏虚乳汁少

产妇在产后哺乳期乳汁少或完全无乳，不能满足婴儿需要的一种症状称之为缺乳，也常被称为"乳汁不足"。其多发生于产后两三天至半个月，也有可能发生在整个哺乳期，临床上以初产妇发生缺乳的情况最为常见。

按摩疗法

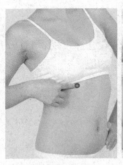
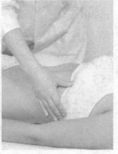

1 乳根

用拇指指腹以顺时针的方向揉按乳根穴1分钟，由轻到重再至轻。

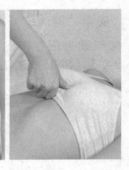

2 膻中

将拇指指端置于膻中穴上，先顺时针揉按2分钟，再逆时揉按2分钟。

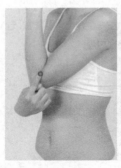
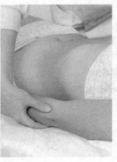
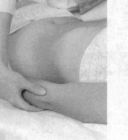

3 曲池

将拇指指腹置于曲池穴上，其余四指附于手臂，由轻渐重压揉5分钟。

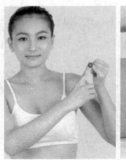
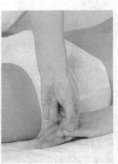

4 少泽

用拇指和食、中两指相对，夹提少泽穴，双手交替捻动1分钟，以有酸痛感为宜。

刮痧疗法

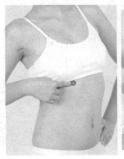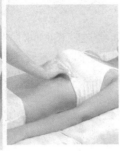

1乳根

用角刮法刮拭乳根穴20～30下，力度轻柔，以患者能忍受为度。

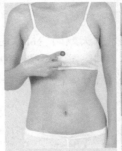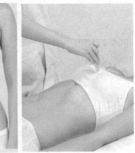

2膻中

用角刮法从上到下刮拭膻中穴20～30下，力度适中，可不出痧。

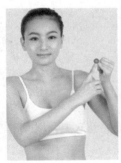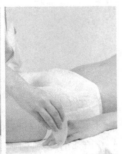

3少泽

用刮痧板的角部刮拭少泽穴20～30下，以有酸、麻、胀、痛感为佳。

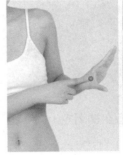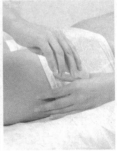

4 合谷

用刮痧板的角部刮拭合谷穴30下，力度适中，可不出痧。

小偏方大妙用

蒲公英银花粥

材料：蒲公英60克，金银花30克，粳米50克。

制作及用法：将蒲公英、金银花洗净，加入适量清水煎，去渣取汁，再加入粳米煮粥食用，每日1剂。

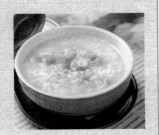

不孕症 〉生理正常难受孕

不孕症是指夫妇同居且未避孕，经过较长时间不怀孕者。临床上分原发性不孕和继发性不孕两种。同居3年以上未受孕者，称原发性不孕；婚后曾有过妊娠，相距3年以上未受孕者，称继发性不孕。

按摩疗法

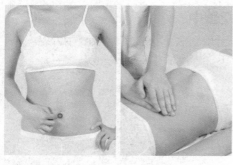

1 神阙

将双手重叠，用掌心在神阙穴上向下压按1分钟，力度适中。

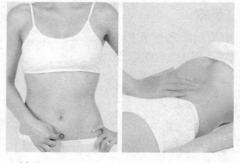

2 关元

将手掌小鱼际附着于关元穴上，以顺时针的方向揉按1分钟。

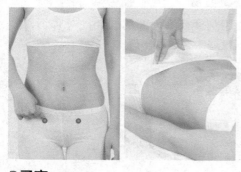

3 子宫

用食指、中指指腹在子宫穴上用力向下压按2分钟，以有酸胀感为宜。

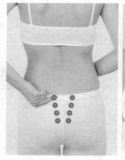
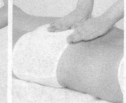

4 八髎

用手掌横擦八髎穴2分钟，力度适中，以透热为度。

刮痧疗法

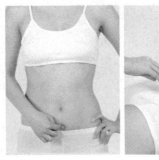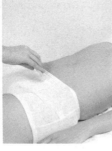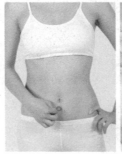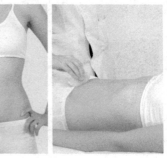

1 关元

用面刮法刮拭关元穴20～30下，力度由轻到重，以潮红、发热为度。

2 气海

用面刮法刮拭气海穴20～30下，力度由轻到重，以潮红、发热为度。

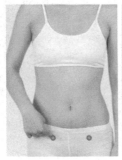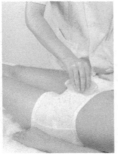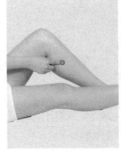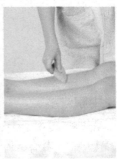

3 子宫

用角刮法刮拭子宫穴20～30下，以顺时针方向旋动刮痧板，轻柔地旋转刮拭。

4 地机

用面刮法从上至下刮拭地机穴20～30下，至不再出现新痧为止。

小偏方大妙用

女贞子枸杞方

材料： 女贞子50克，枸杞30克，熟地、山药各100克。
制作及用法： 将上述材料煎水服用。

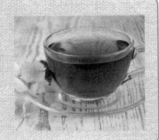

前列腺炎 〉尿频尿急尿疼痛

前列腺炎是当今社会上成年男性常见病之一，是由多种复杂原因引起的前列腺炎症。前列腺炎的临床表现具有多样化，以尿道刺激症状和慢性盆腔疼痛为其主要表现。

按摩疗法

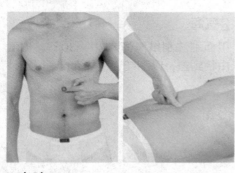

1 中脘

将拇指指腹置于中脘穴上，适当用力揉按1分钟，以有酸胀感为宜。

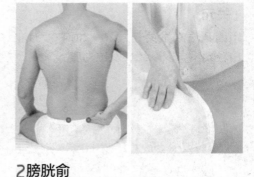

2 膀胱俞

用拇指指腹揉按膀胱俞穴3分钟，力度适中，以有酸胀感为宜。

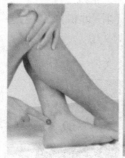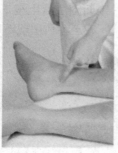

3 太溪

用食指指腹点按太溪穴50次，一按一松为一次，力度由轻渐重。

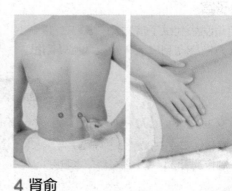

4 肾俞

将拇指指腹置于肾俞穴上，微用力压揉3分钟，以有酸胀感为宜。

刮痧疗法

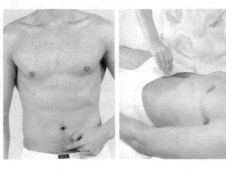 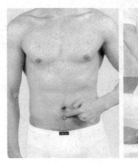

1 关元

用面刮法刮拭关元穴20～30下，力度由轻到重，以潮红、发热为度。

2 气海

用面刮法刮拭气海穴20～30下，力度由轻到重，以潮红、发热为度。

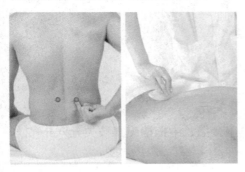 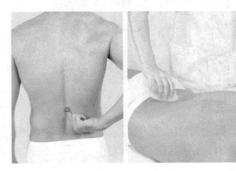

3 肾俞

用刮痧板的侧边由轻至重地刮拭肾俞穴20～30下，至皮肤潮红、发热即可。

4 命门

用刮痧板的侧边由轻至重地刮拭命门穴20～30下，以皮肤潮红、发热即可。

小偏方大妙用

车前子绿豆粥

材料： 车前子60克，橘皮15克，通草10克，绿豆50克，大米100克。

制作及用法： 将车前子、橘皮、通草洗净放入药包，煮汁去渣，将汁同绿豆、大米一同煮粥，空腹服用。

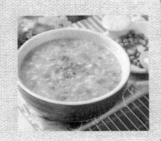

膀胱炎 〉小便灼痛尿频急

膀胱炎是泌尿系统最常见的疾病。膀胱炎大多是由细菌感染所引起，过于劳累、受凉、长时间憋尿、性生活不洁也容易发病。初起表现症状轻微，仅有膀胱刺激症状，如尿频、尿急、尿痛等，经治疗会很快痊愈。

按摩疗法

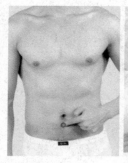
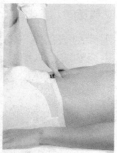

1 气海

用拇指指腹点按气海穴1～2分钟，力度适中，以潮红、发热为度。

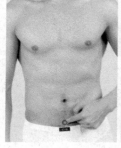
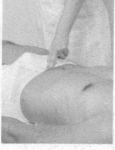

2 关元

用食指、中指指腹揉按关元穴1～2分钟，以潮红、发热为度。

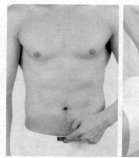
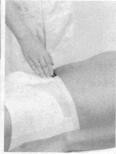

3 中极

将食指、中指、无名指并拢，用指腹揉按中极穴1～2分钟，以潮红、发热为度。

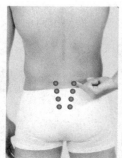
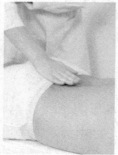

4 八髎

用手掌大小鱼际用力推按八髎穴2～3分钟，以局部皮肤潮红、发热为度。

刮痧疗法

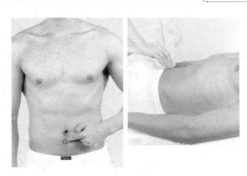

1气海

用面刮法刮拭气海穴15下，力度微重，以潮红、发热为度。

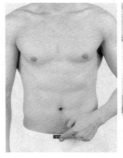
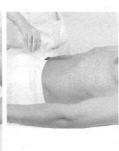

2中极

用角刮法刮拭中极穴15下，力度微重，以潮红、发热为度。

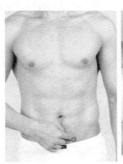
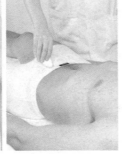

3水道

用角刮法由上到下刮拭水道穴20～30下，可不出痧。

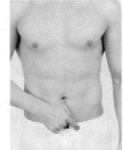
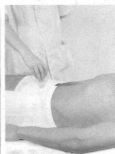

4 归来

用角刮法由上到下刮拭归来穴20～30下，可不出痧。

小偏方大妙用

清热化湿汤

材料： 车前子15克，萹蓄、滑石各12克，木通、瞿麦、山栀各9克，蒲公英30克，甘草6克。

制作及用法： 将上述药材用水煎服，每日1剂。

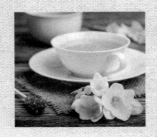

阳痿 〉肾阳亏虚勃起难

阳痿即勃起功能障碍，指在性交时，阴茎勃起硬度不足以插入阴道。男性勃起是一个复杂的过程，与大脑、激素、情感、神经、肌肉和血管等都有关联。

按摩疗法

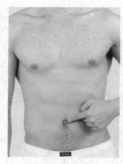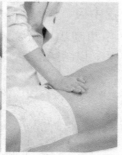

1 神阙

用掌根揉按神阙穴5分钟，以脐下有温热感为度，手法宜柔和深沉。

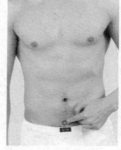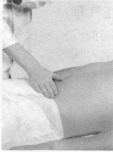

2 关元

用手掌揉按关元穴2分钟，力度由轻渐重，以局部皮肤发热为宜。

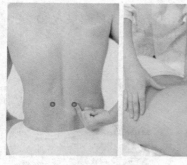

3 肾俞

用拇指指腹揉按肾俞穴2分钟，力度适中，以有酸胀感为宜。

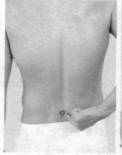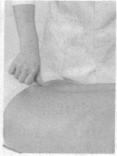

4 腰阳关

用拇指指端揉按腰阳关穴2分钟，力度适中，以小腹部透热为度。

刮痧疗法

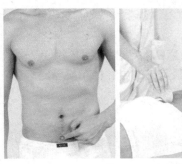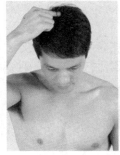

1 关元

用角刮法刮拭关元穴20～30下，力度由轻到重，以潮红、发热为度。

2 百会

用角刮法刮拭百会穴20～30下，力度适中，以潮红、发热为度。

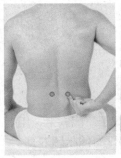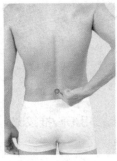

3 肾俞

用刮痧板的侧边由轻至重地刮拭肾俞穴20～30下，至皮肤潮红、发热即可。

4 腰阳关

用刮痧板的侧边由轻至重地刮拭腰阳关穴20～30下，至皮肤潮红即可。

小偏方大妙用

杜仲猪腰汤

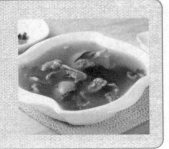

材料： 杜仲25克，猪腰1个，葱、姜各少许，盐、料酒各适量。

制作及用法： 将备好的杜仲、猪腰放入锅内，注入适量清水，加入葱、姜、料酒，以大火烧沸后转小火煮1小时，加盐，每星期食用3次。

早泄 肾气不固精亏耗

早泄是指性交时间极短，或阴茎插入阴道就射精，随后阴茎即疲软，不能正常进行性交的一种病症，是一种最常见的男性性功能障碍。

按摩疗法

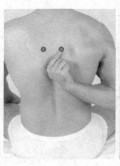
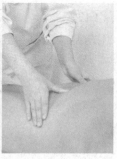

1 心俞

将拇指置于心俞穴上，用指腹推按5分钟，以有酸胀感为度。

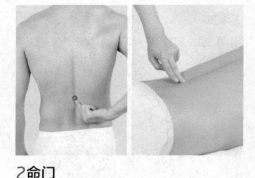

2 命门

将食指、中指并拢置于命门穴上，用指腹压揉5分钟，以局部有酸胀感为宜。

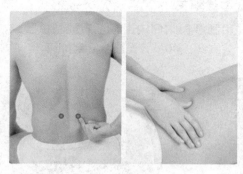

3 肾俞

将拇指指腹置于肾俞穴上，用指腹压揉5分钟，以局部有酸胀感为宜。

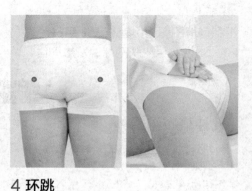

4 环跳

用手掌揉按环跳穴5分钟，力度适中，以局部有酸胀感为宜。

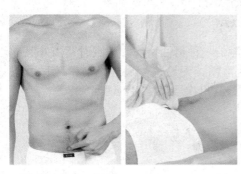

1 关元

用角刮法刮拭关元穴20～30下，力度由轻到重，以潮红、发热为度。

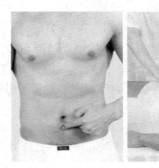

2 气海

用面刮法刮拭气海穴20～30下，力度由轻到重，以潮红、发热为度。

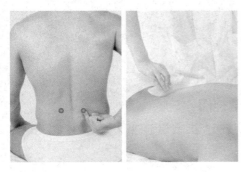

3 肾俞

用刮痧板的侧边由轻至重地刮拭肾俞穴20～30下，至皮肤潮红、发热即可。

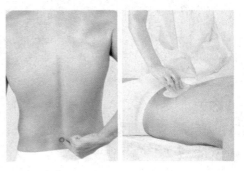

4 腰阳关

用刮痧板的侧边由轻至重地刮拭腰阳关穴20～30下，至皮肤潮红即可。

小偏方大妙用

锁阳羊肉粥

材料：羊肉、粳米各100克，锁阳10克，葱、姜各适量，盐少许。

制作及用法：先将锁阳煎水，去渣取汁，再将汁与羊肉、粳米一同煮粥，加入葱、姜，加盐调味，煮沸即可食用。

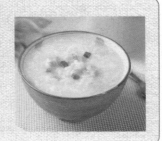

遗精 > 摄精止遗要固涩

遗精是指无性交而精液自行外泄的一种男性疾病。睡眠时精液外泄者为梦遗，清醒时精液外泄者为滑精，无论是梦遗还是滑精统称为遗精。一般成年男性遗精一星期不超过1次属正常的生理现象。

按摩疗法

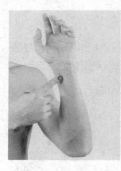
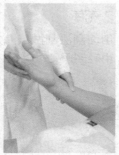

1 内关

将拇指指腹置于内关穴上，力度由轻渐重，揉按2~3分钟。

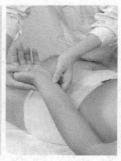

2 神门

将拇指指腹置于神门穴上，其余四指附于腕关节处，揉按3分钟。

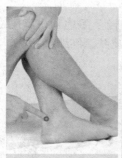
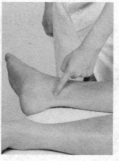

3 太溪

将食指指腹置于太溪穴上，微用力压按3分钟，以局部有酸胀感为宜。

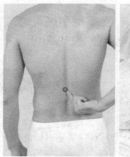
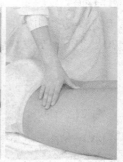

4 命门

将拇指指腹置于命门穴上，微用力压揉3分钟，以局部有酸胀感为宜。